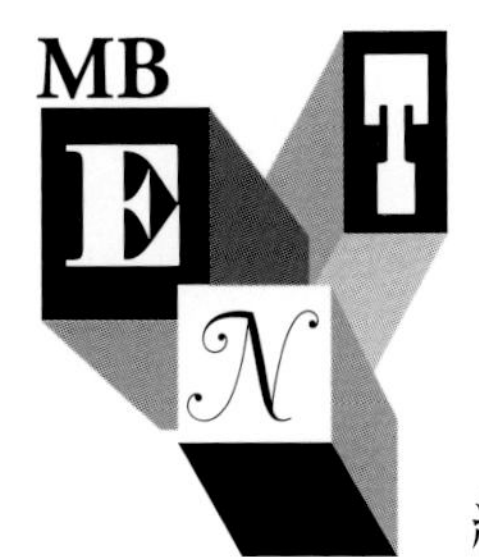

編集企画にあたって……

日本耳鼻咽喉科学会は2021年から日本耳鼻咽喉科頭頸部外科学会に改称されました．耳・鼻・咽喉頭に加えて頭頸部領域に取り組んでいることをアピールすることを目的にしています．さらに「外科」を加えたことで本学会が持つ外科的な側面も強調されています．外科治療には常にリスク管理が必要であり，本企画では手術に際して特に注意が必要な危険部位と合併症について取り上げました．

耳科手術では，硬膜やS状静脈洞，顔面神経，アブミ骨や内耳が危険部位であり，病変の進行，再手術などにより損傷の危険性が高まります．耳科領域では，悪性腫瘍を除くとQOLを改善する目的で手術を選択される患者さんが多く，合併症をおこさないこと，もし生じても持続する後遺症を最小にする必要があります．

鼻科手術では，医原性眼窩損傷，前頭洞・頭蓋底，蝶形骨洞への手術を取り上げました．医原性眼窩損傷は，鼻科手術で最も問題になる合併症であり，嘉鳥先生には眼形成眼窩外科の立場から，発生メカニズム，診断，対応について動画を交えてわかりやすく記載いただきました．眼窩損傷は，患者さんだけでなく術者にも多大な影響を与えます．鼻科手術を行う先生には必読の内容です．また前頭洞・頭蓋底，蝶形骨洞は手術適応が拡大されている領域です．脳外科との共同手術となることが多いと思いますが，局所解剖と危険部位を把握することによって十分な視野を得ることができ，安全な手術操作が可能になります．

咽喉頭では，経口的鏡視下手術，口蓋扁桃摘出術について解説いただきました．経口的鏡視下手術は，ビデオラリンゴ手術，TOVS，ELPSに加え，ロボット支援下手術(TORS)も保険収載が期待されています．従来の外切開手術と異なり，管腔側からの切除になるため異なる手術解剖の知識が必要です．扁桃摘出術は，大多数の耳鼻咽喉科医が初めて術者となる手術の一つです．企画者もかつて術後出血に悩まされた経験があり，初めて術者になる方は勿論ですが，指導医の方にもぜひ目を通していただきたい内容となっています．

頭頸部手術では，血管系，神経系について取り上げました．血管系は，頸動脈，頸静脈とも vital organ であり，損傷は重大な結果をもたらすことがあります．迷走神経・反回神経，副神経などの神経系は，QOLに及ぼす影響が大きい部位です．

近年，薬物治療，放射線治療などめざましく発展していますが，今後も外科治療が廃れることはありません．外科治療には観血的手技によって治療を行える魅力がありますが，そのためには正常構造や疾患に対する深い知識，多くの治療経験が必要になります．手術には，適応判断，説明，手技，合併症対策，術後フォローアップなど多くのステップが要求されます．本企画の内容が，読者の参考になれば幸いです．最後になりましたが，素晴らしい内容を執筆いただいた各先生に心より感謝，御礼申し上げます．

2022年2月

鈴木幹男

KEY WORDS INDEX

和　文

欧　文

WRITERS FILE ライターズファイル（50音順）

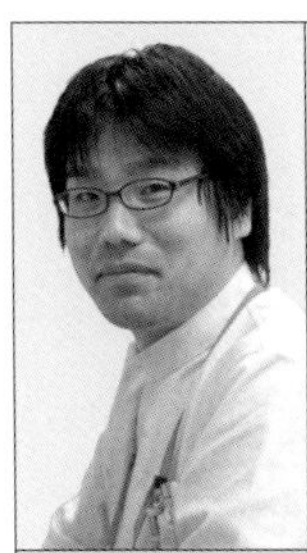

綾仁　悠介
（あやに　ゆうすけ）

2011年　大阪医科大学卒業
2013年　同大学耳鼻咽喉科入局
2015年　大阪府済生会中津病院耳鼻咽喉科・頭頸部外科
2016年　市立ひらかた病院耳鼻咽喉科
　大阪医科大学大学院修了
2017年　同大学耳鼻咽喉科・頭頸部外科，助教(准)
2018年　同，助教
2021年　大阪医科薬科大学耳鼻咽喉科・頭頸部外科，助教

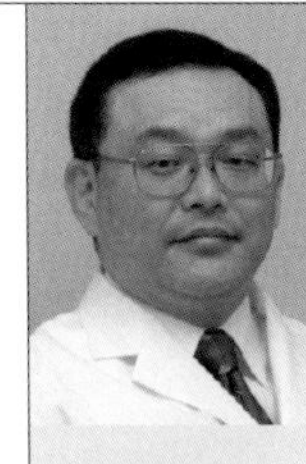

鈴木　幹男
（すずき　みきお）

1986年　滋賀医科大学卒業
　同大学耳鼻咽喉科入局
1995～96年　米国テネシー大学免疫アレルギー教室留学
1999年　滋賀医科大学耳鼻咽喉科，講師
2005年　福岡記念病院耳鼻咽喉科，部長
2006年　琉球大学耳鼻咽喉・頭頸部外科学分野，教授

山内　大輔
（やまうち　だいすけ）

1996年　東北大学卒業
　同大学耳鼻咽喉・頭頸部外科入局
　石巻赤十字病院耳鼻咽喉科
1998年　山形市立病院済生館耳鼻咽喉科
1999年　東北公済病院耳鼻咽喉科
2003年　東北大学耳鼻咽喉・頭頸部外科，助手
2003～05年　米国カンザス州立大学留学
2009年　大崎市民病院耳鼻咽喉科，科長
2013年　東北大学耳鼻咽喉・頭頸部外科，助教
2019年　同，講師
2020年　同，准教授

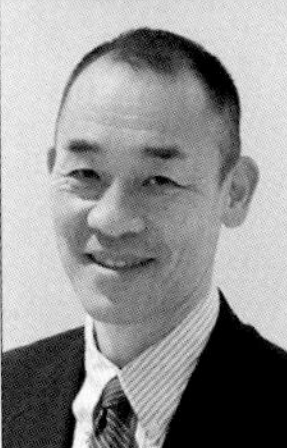

嘉鳥　信忠
（かとり　のぶただ）

1991年　島根医科大学(現，島根大学医学部)卒業
　昭和大学形成外科入局
1998年　荒尾市民病院形成外科，部長
2000年　榛原総合病院形成外科，部長
2003年　聖隷浜松病院眼形成眼窩外科
2005年　同，部長
2015年　同，顧問(現在)
　大浜第一病院眼形成眼窩外科(現在)
2021年　安里眼科涙道・眼形成

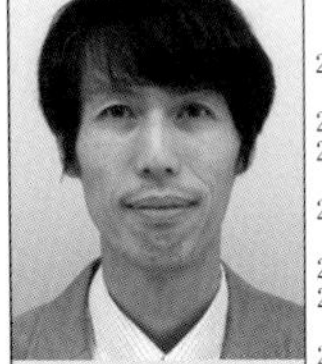

田中　秀峰
（たなか　しゅうほう）

2000年　筑波大学医学専門学群卒業
　同大学耳鼻咽喉科入局
2001年　国立霞ケ浦病院耳鼻咽喉科
2003年　筑波大学附属病院耳鼻咽喉科
2004年　同大学大学院博士課程人間総合科学研究科研究生
2005年　水戸協同病院耳鼻咽喉科
2007年　筑波大学附属病院耳鼻咽喉科
2009年　筑波学園病院耳鼻咽喉科
2010年　博士(医学)取得
2012年　筑波大学医学医療系，講師(耳鼻咽喉科・頭頸部外科)

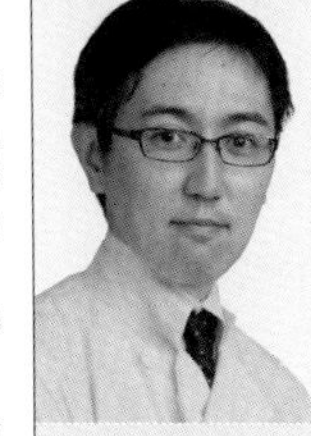

山﨑　一樹
（やまさき　かずき）

2003年　千葉大学卒業
　同大学耳鼻咽喉科入局
2005年　千葉労災病院耳鼻咽喉科
　千葉大学附属病院耳鼻咽喉科
2006年　南東北病院耳鼻咽喉科
2010年　千葉大学大学院医学薬学府博士課程修了
　同大学附属病院耳鼻咽喉科
2012年　同，助教

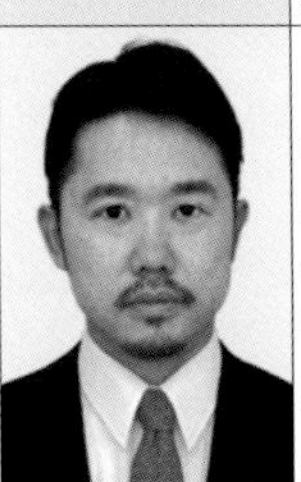

岸本　曜
（きしもと　よう）

2001年　京都大学卒業
　同大学耳鼻咽喉科・頭頸部外科入局
2002年　天理よろづ相談所病院耳鼻咽喉科
2007年　京都大学大学院医学研究科博士課程
2009～13年　米国ウィスコンシン大学マディソン校，客員研究員
2011年　京都大学大学院修了
2013年　同大学耳鼻咽喉科・頭頸部外科
2015年　同，院内助教
2016年　同，特定病院助教
2020年　同，助教
2021年　同，病院講師

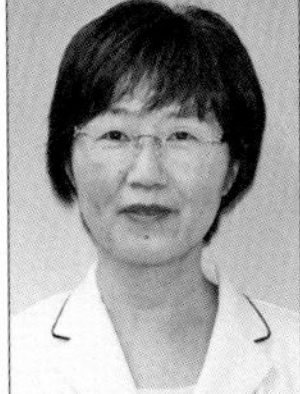

仲野　敦子
（なかの　あつこ）

1990年　千葉大学卒業
　同大学耳鼻咽喉科入局
1999年　千葉県循環器病センター
2006年　千葉県こども病院耳鼻咽喉科，医長
2012年　同，部長
2017年　同，診療部長

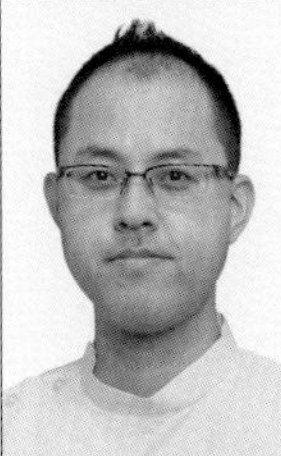

喜井　正士
（よしい　ただし）

1996年　大阪大学卒業
　同大学医学部耳鼻咽喉科入局
1999～2001年　米国ミシガン州Wayne州立大学Karmanos Cancer Instituteへ留学
2001年　大阪大学大学院医学系研究科修了
2002年　公立学校共済組合近畿中央病院耳鼻咽喉科
2008年　大阪大学医学部医学系研究科，助教
2012年　大阪国際がんセンター頭頸部外科，副部長(2017年より大阪府立成人病センターから改称)

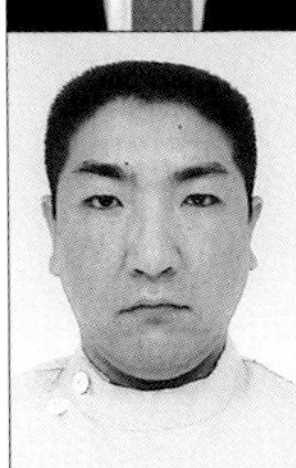

篠﨑　剛
（しのざき　たけし）

1999年　弘前大学卒業
　自治医科大学耳鼻咽喉科入局
2004年　国立がんセンター東病院頭頸科，がん専門修練医
2006年　自治医科大学耳鼻咽喉科，助手
2007年　国立がん研究センター東病院頭頸部外科
2016年　同，医長

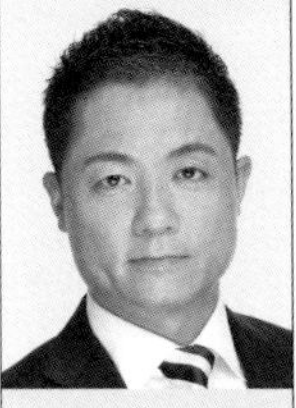

茂木　雅臣
（もてぎ　まさおみ）

2005年　富山医科薬科大学卒業
　長野県厚生連佐久総合病院，初期研修
2007年　東京慈恵会医科大学耳鼻咽喉科学教室，助教
2010年　東京厚生年金病院耳鼻咽喉科
2012年　東京慈恵会医科大学附属柏病院耳鼻咽喉科
2014年　Gruppo Otologico Clinical Fellow, Italy
　House Ear Clinic Clinical Observer, USA
2015年　Luzerner Kantonsspital Clinical Fellow, Switzerland
　名古屋市立大学耳鼻咽喉・頭頸部外科，病院助教
2016年　東京慈恵会医科大学病院耳鼻咽喉科
2020年　同大学第三病院耳鼻咽喉・頭頸部外科，診療部長
　同大学耳鼻咽喉科学教室，講師

CONTENTS

耳鼻咽喉科頭頸部外科手術の危険部位と合併症
―その対策と治療―

編集企画／鈴木幹男
琉球大学教授

Monthly Book ENTONI　No. 269/2022. 4　目次
編集主幹／曾根三千彦　香取幸夫

【ENTONI®（エントーニ）】
ENTONIとは「ENT」（英語のear, nose and throat：耳鼻咽喉科）にイタリア語の接尾辞 ONE の複数形を表す ONI をつけ，耳鼻咽喉科領域を専門とする人々を示す造語．

MB ENT, 269：1-7, 2022

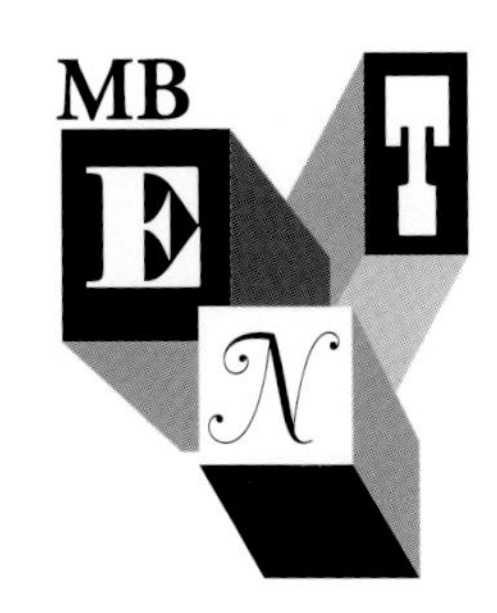

◆特集・耳鼻咽喉科頭頸部外科手術の危険部位と合併症―その対策と治療―

耳科手術

1）硬膜，S 状静脈洞

綾仁悠介[*1]　萩森伸一[*2]

Abstract　安全な耳科手術のためには解剖や病態の把握を術前側頭骨 CT にて十分に行う必要がある．硬膜，S 状静脈洞の損傷を避けるには中頭蓋底の高さ，S 状静脈洞の外側への張り出しの程度，また骨欠損の有無などを確認する．中頭蓋底が極めて低い例を危険側頭骨と呼ぶ．この危険側頭骨例では外耳道後壁保存が困難な場合があり，術式や手術手順を十分検討しておく必要がある．また，中頭蓋底やS 状静脈洞に広範に骨欠損を伴う真珠腫症例で骨欠損部位の真珠腫母膜の剝離に難渋する際には，母膜を残し open 法とすることも治療選択肢に挙げておく．術中操作は術前 CT 所見をイメージして進める．硬膜，S 状静脈洞の危険部位に近づいた時の高調なドリル削開音，出血の増加，骨の色調の変化に注意して広く乳突削開を行う．硬膜損傷からの髄液漏に対しては，筋膜片で塞栓させフィブリン糊で固める．S 状静脈洞損傷からの出血に対しては，サージセルを用いた長時間の圧迫を行い対処する．外来フォロー時にも側頭骨 CT による精査を欠かさないようにする．

Key words　硬膜(dura)，髄液漏(liquorrhea)，中頭蓋底(middle cranial fossa)，S 状静脈洞(sigmoid sinus)，乳突削開術(mastoidectomy)，CT(computerized tomography)

はじめに

安全な耳科手術のためには，術前に解剖や病態の把握を十分行い手術に臨むことが大事である．解剖や病態の把握には側頭骨 CT が優れている．特に，真珠腫手術においてはその進展度を術前に把握しておき，真珠腫の存在箇所と危険部位との位置関係を理解しておく必要がある．種々ある危険部位の中で硬膜を損傷すれば髄液漏，S 状静脈洞を損傷すれば大出血をきたす．これらの合併症の回避について，術前検討，術式選択，術中操作を解説する．また，合併症が生じてしまった際の対策，ならびに術後フォローアップにおける注意点を述べる．硬膜，S 状静脈洞について特徴的な所見を認めた症例を術前側頭骨 CT と術中写真を並べて提示し，説明する．

術前側頭骨 CT の読影

術前の CT 読影は合併症を予防するための対策や術式選択，または手術手順に影響するため，極めて重要である．読影は実際の手術をイメージして行うことが肝要である．硬膜，S 状静脈洞の損傷を避けるには中頭蓋底の高さ，S 状静脈洞の外側への張り出しの程度を確認する．乳突蜂巣の発育は中耳炎の既往があると乏しくなる．後天性真珠腫症例では乳突蜂巣発育が乏しいことが多いが，しばしば中頭蓋底，S 状静脈洞が乳突腔側に突出するようになり，すなわち中頭蓋底は低く，S 状静脈洞が外側へ張り出す．中頭蓋底は一般に内側と比較して外側で低くなっていることが多いが[1)]，極めて低い例では硬膜を損傷する危険が高まるため，危険側頭骨と呼ばれる．乳突削開時に

[*1] Ayani Yusuke，〒 569-8686 大阪府高槻市大学町 2-7　大阪医科薬科大学耳鼻咽喉科・頭頸部外科学教室，助教

[*2] Haginomori Shin-Ichi，同，専門教授

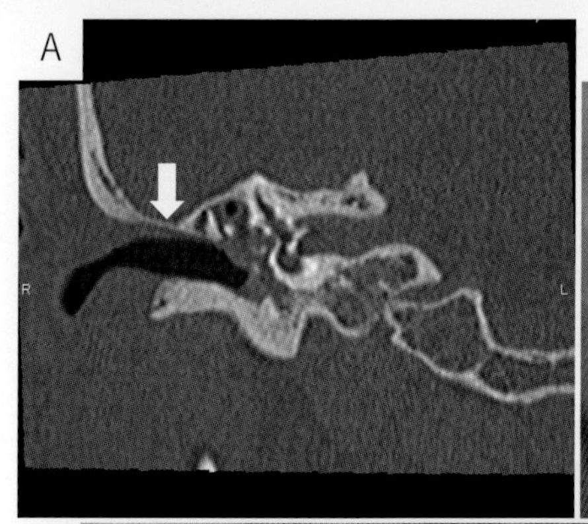

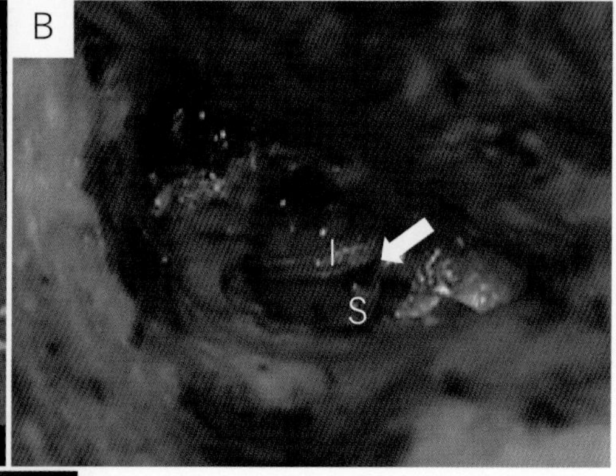

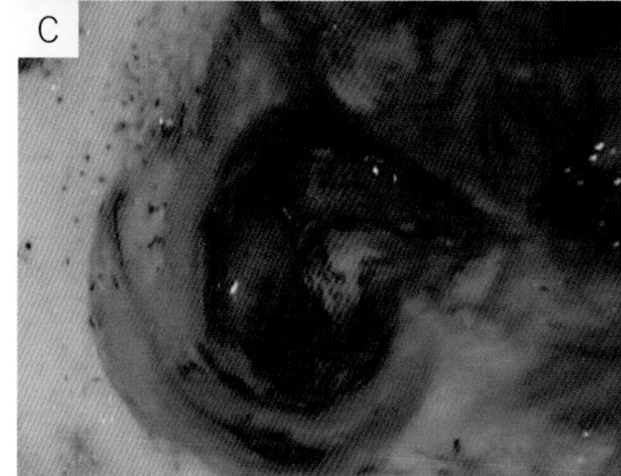

図 1.
症例 1：43 歳，男性．弛緩部型真珠腫例
　A：中頭蓋底が低位で(矢印)，危険側頭骨である
　B：骨部外耳道後方拡大を行い，キヌタ(I)・アブミ(S)関節を離断(矢印)
　C：外耳道を後方に拡大するように，外耳道側から外耳道後壁削除型乳突削開を施行

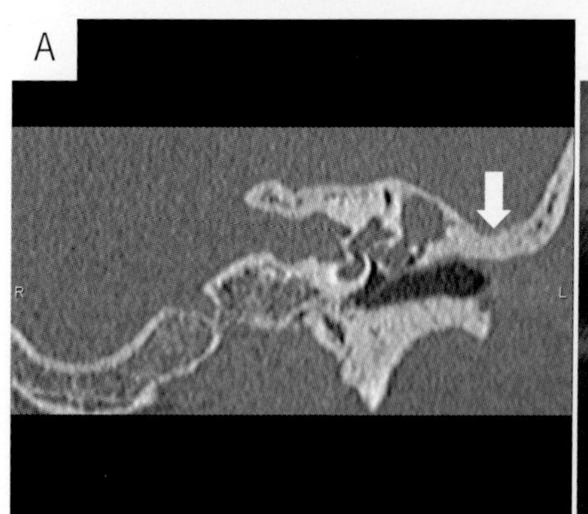

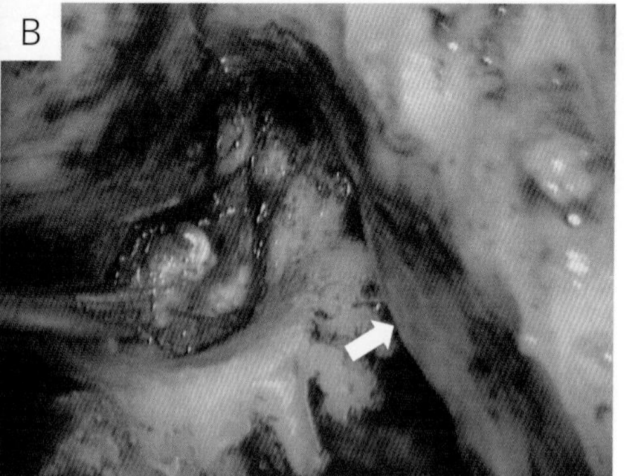

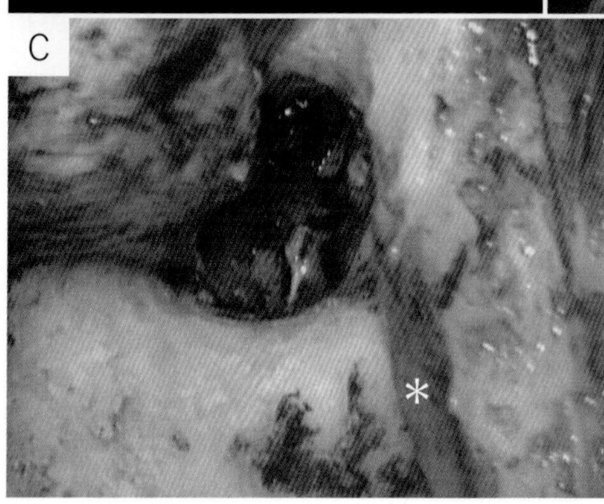

図 2.
症例 2：34 歳，男性．弛緩部型真珠腫例
　A：中頭蓋底が低位で(矢印)，危険側頭骨である
　B：薄紫色に硬膜が透見できる中頭蓋底(矢印)
　C：低い頭蓋底により頭側からの視野が狭い．視野確保には硬膜(＊)の直前までの削開を要する

留意するのはもちろんのこと，術式選択にも影響を及ぼすため注意が必要である．症例 1(図 1)，症例 2(図 2)は危険側頭骨症例であり，外耳道後壁の保存は困難であると判断し，外耳道後壁削除型の鼓室形成術を選択した．真珠腫の進展などにより中頭蓋底の骨欠損が大きい場合には，硬素材での

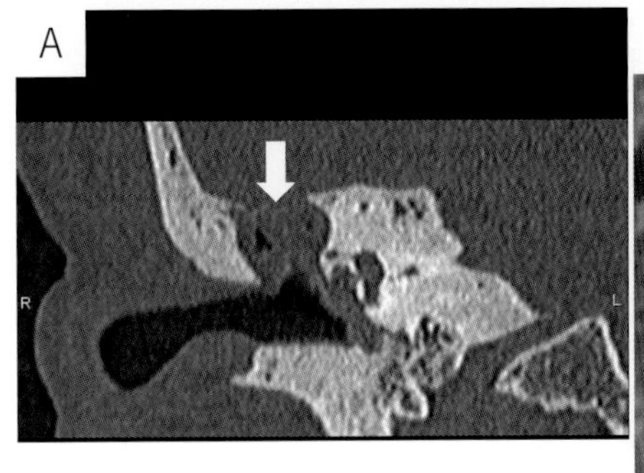

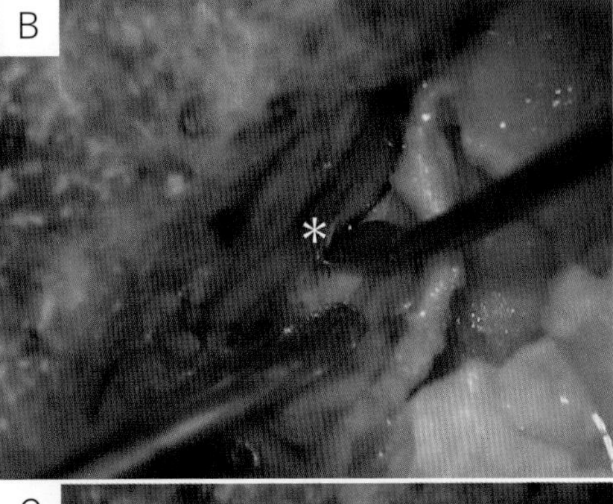

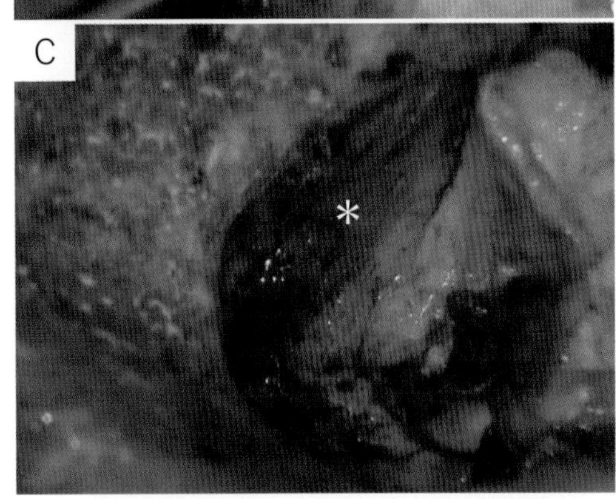

図 3.
症例 3：60 歳，男性．弛緩部型真珠腫例
A：中頭蓋底は高いが，中頭蓋底の骨破壊(矢印)を認め，真珠腫の軟部陰影が接している
B：中頭蓋底の骨欠損部の真珠腫を硬膜(＊)から剝離
C：真珠腫剝離後，広範な硬膜露出(＊)を認める

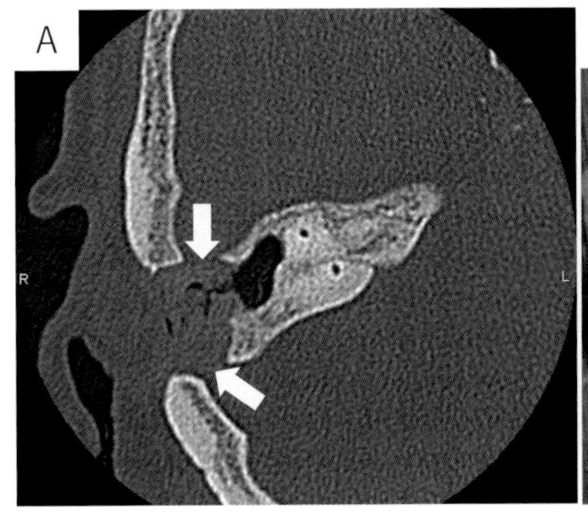

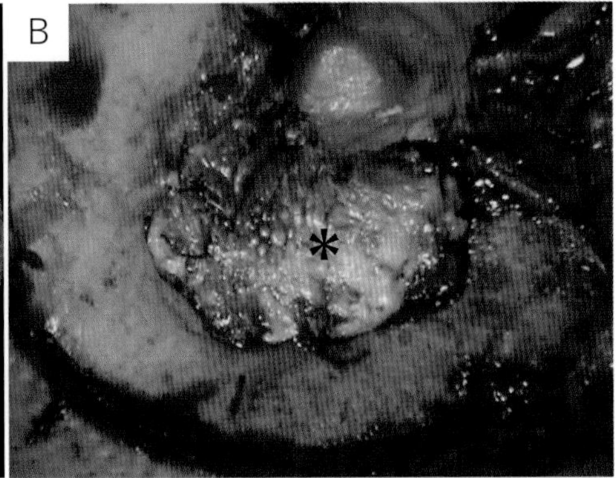

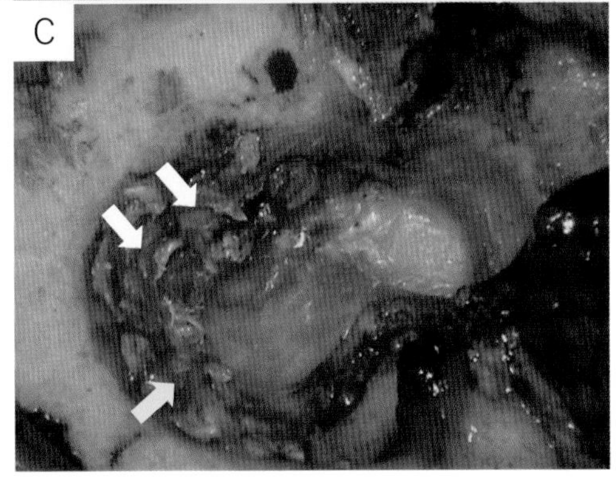

図 4.
症例 4：75 歳，女性．真珠腫再形成再発例
A：中頭蓋底とＳ状静脈洞の骨破壊(矢印)を認め，真珠腫の軟部陰影が接している
B：乳突腔に充満する真珠腫(＊)
C：真珠腫内容物摘出術後，中頭蓋底(白矢印)とＳ状静脈洞の真珠腫母膜(黄矢印)はあえて残し，open 法とした

再建も念頭に欠損部のサイズを測定しておく．症例 3(図 3)，症例 4(図 4)はいずれも中頭蓋底の骨欠損は大きいが再建は要せず手術を終了している．また，症例 5(図 5)のように中頭蓋底には比較的太い静脈が走行していることがあり[2]，読影しイメージしておくと，この静脈損傷による出血を

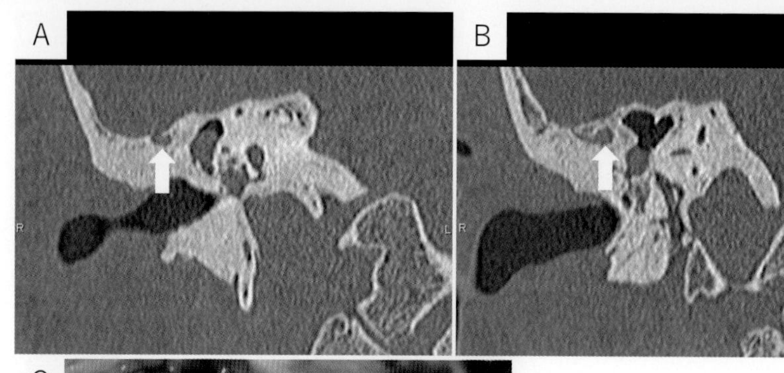

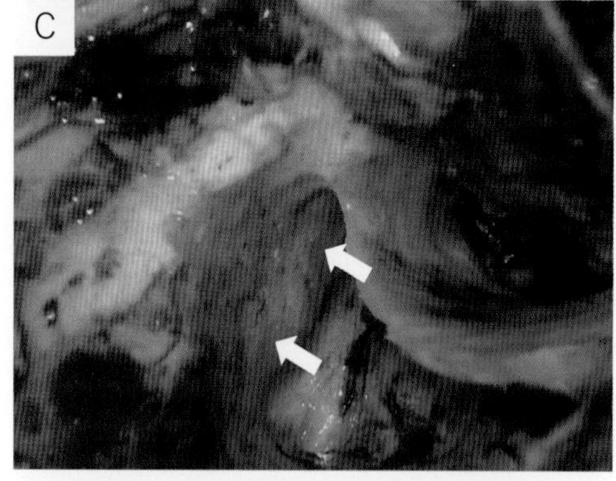

図 5.
症例 5：43 歳，男性．弛緩部型真珠腫例
A，B：中頭蓋底から乳突部に侵入する静脈(矢印)を認める
C：中頭蓋底に走行する静脈を青く透見する(矢印)

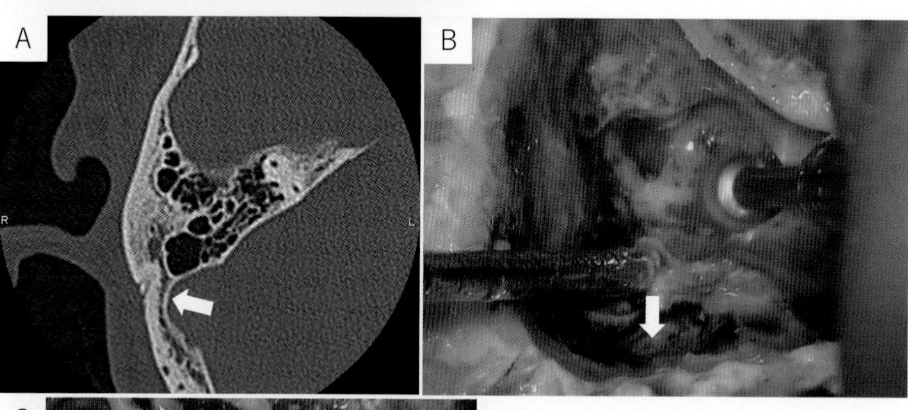

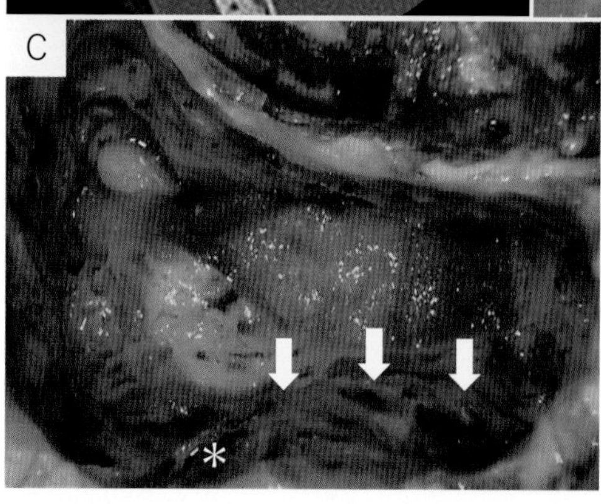

図 6.
症例 6：49 歳，男性．顔面神経減荷術例
A：S 状静脈洞の外側への張り出し(矢印)を認める
B：乳突削開開始から間もなく S 状静脈洞の静脈壁(矢印)が露出した．損傷は起こらず出血はまぬがれた
C：顕微鏡下操作終了時．外側に張り出した S 状静脈洞(矢印)を認める．＊は露出部

避けられる．

S 状静脈洞については強く外側へ張り出している例があるため，忘れずに確認しておく．外側への張り出しが強く，皮質骨直下まで及んでいる場合には，乳突削開開始直後に S 状静脈を損傷する可能性がある．症例 6(図 6)は S 状静脈洞の外側への張り出しが大きく，乳突削開を行って間もなく静脈洞を露出させた例である．幸い損傷はきた

さなかった．

術式選択

中頭蓋底が極めて低い例では概して乳突洞が狭く，外耳道後壁との距離が十分ではないため，外耳道後壁保存型鼓室形成術は困難なことが多い[3]．病変が上鼓室に限局している場合には経外耳道的上鼓室開放術を，乳突腔まで病変が及ぶ場合には外耳道後壁削除型鼓室形成術を選択するのがよい．乳突削開術は一般的な皮質骨側から開始して乳突洞を先に同定し，そこから拡大する方法ではなく，外耳道側から外耳道を拡大するように後方に向かって乳突削開を行う方法をとるとよい．症例1(図1)においては，外耳道後方拡大を行いキヌタ・アブミ関節を同定，離断した後に，経外耳道的に後方に乳突削開を施行している．

真珠腫母膜が中頭蓋底の骨欠損から露出した硬膜に広範に癒着し剝離困難であることが推察される際にはopen法を選択し，あえて真珠腫母膜を剝離せず乳突腔を覆う上皮の一部として利用し，治癒を目指すことも検討される．症例3(図3)においては真珠腫母膜の剝離が比較的容易であったため，外耳道と乳突腔はcloseで治療をしている．一方，症例4(図4)は再発例であり，中頭蓋底のみならずS状静脈洞にも骨破壊が広範に及び，真珠腫と強い癒着がみられたため，open法で真珠腫母膜を残す，いわゆるBondy手術を施行している．

術中操作

乳突削開術はMacewen's triangle(道上三角)を開始場所として乳突洞に向かって削開を進めていくとよいといわれている．前方は道上棘，上方は側頭線，後方はS状静脈洞からなる三角である[4]．上方の側頭線は中頭蓋底の高さの目安といわれているが，側頭線は側頭筋膜の圧痕でしかなく，実際の中頭蓋底の高さを直接反映したものではないことに注意する[5]．乳突削開時のドリルは確実に保持し，CTから解剖をイメージして削開を進める．生理食塩水で冷却と洗浄を繰り返し行い，削開した骨粉が操作の妨げにならないようにする．オートイリゲーターが装着されたドリルが便利である．バーはできるだけ大きいものを用いるようにし，削開が進むにつれて小さくする．小さいドリルを用いると削開が小さく深くなりがちであり，危険部位の損傷をきたしやすい．主にカッティングバーを用い，硬膜やS状静脈洞の面に平行に削開する．硬膜やS状静脈洞に近接すると，バーの削開音が高調音となり，静脈性出血が増加し，骨の色調が硬膜近傍ではピンク色〜紫色に，S状静脈洞近傍では特に青紫色に変化してくる．これらのサインを見逃さず，ダイヤモンドバーに持ち替え，削開面を整えるようにする．削開の限界点を見極め，合併症を未然に防ぐことが大切である．そして，硬膜やS状静脈洞はそれ自体が解剖学的な指標となるため，必要以上に削開を恐れず，時にはあえてそれらが露出する一歩手前まで削ることが，その後の乳突削開を円滑に行うコツである．

骨欠損をきたし，露出した硬膜から真珠腫を剝離する際は慎重に行う．髄液漏を起こさないことと，真珠腫を遺残させないためである．症例3(図3)のような広範な骨欠損部には真珠腫の遺残が生じやすいことを以前我々は報告しており[6]，段階的手術を行うことが検討される．

乳突洞から上鼓室にアプローチする際に，直線的に進むと硬膜を露出させやすく[7]，さらには髄液漏をきたしやすい．症例7(図7)はまさにその箇所での髄液漏をきたした例である．上鼓室に近づくほど外耳道に沿って曲線的に前方を意識して削開を進め，硬膜の露出を避ける必要がある．外耳道後壁保存型乳突削開の途中，低い天蓋のために上鼓室の視野が得にくい場合には，骨部外耳道の外側の部分を少々削除することで，視野を広げることができる．

合併症を生じた際の対策

耳科手術は顕微鏡を用いる拡大視野のため，出血を制御して乾燥した術野で手術を行うことが重

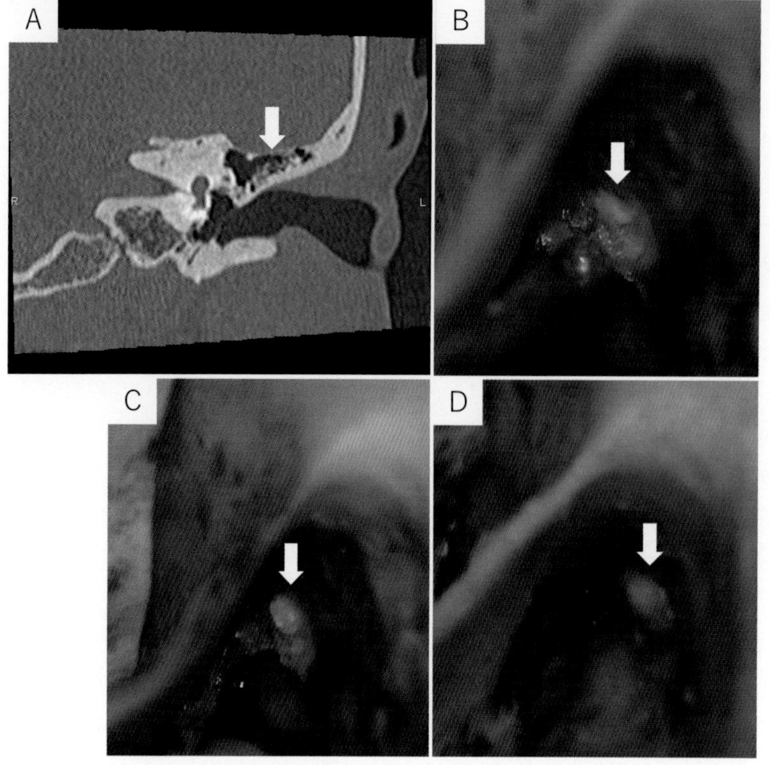

図 7. 症例7：24歳，女性．弛緩部型真珠腫例

A：中頭蓋底の上鼓室天蓋部分は比較的，蜂巣の発育が良好で，真珠腫とは無関係の骨の菲薄化(矢印)を認める

B：上鼓室天蓋部分で硬膜の露出と損傷(矢印)をきたし，髄液漏を生じた

C：髄液漏を硬膜の裂孔に側頭筋膜片を挿入して塞栓させ，フィブリン糊を用いて閉鎖した(矢印)

D：さらに側頭筋膜片で被覆し修復した(矢印)

要である．乳突削開中の微細な出血に対しては低回転のダイヤモンドバーで血管の走行する小さな骨管を閉鎖することで止血したり，アドレナリンを含浸させたサージセルによる圧迫や骨蝋の塗布，バイポーラなどでも止血は得られる．S状静脈洞からの出血をきたした際には気が動転しやすいが，静脈圧は脳脊髄圧より低く，血液は凝固能があるため，出血は髄液漏よりも制御しやすいと考え，まず平常心を保つことが肝要である．大きめのサージセルシートを出血部に置き，その上からフィブリン糊のフィブリノーゲン液を含浸させ，さらに上から指やベンシーツなどで圧迫，数分間行ってから圧迫を解除する[8]．このような処置でほぼ止血は得られる．

硬膜が損傷して髄液が漏出した場合は閉鎖術が必要となるが，多くの場合，中耳腔側からの処理で可能である．ただし，血液と異なり凝固能はないため，物理的に遮断する以外に停止の方法はない．側頭筋膜や皮下組織の小片を硬膜の穿孔に挿入して塞栓する(図7-C)．穿孔が大きく挿入が難しい場合には，大きめの筋膜片を骨欠損部と硬膜との間に挿入し，頭蓋底側で広げるようにすればよい．フィブリン糊で固め，さらに筋膜片で被覆し(図7-D)，場合によっては骨片でその上をさらに覆ってもよい．髄液が勢いよく流出しているときは，髄液圧が下がり勢いが収まるまでしばらく待ってから処置を行うとよい．

術後外来での注意点

術後外来診察で問題になるのは，open法術後もしくは外耳道後壁削除型乳突削開術後で再建に用いた軟素材が乳突腔側に深く陥凹した症例である．露出した中頭蓋硬膜の拍動や，S状静脈洞が観察されることがある[9]．同部位の耳垢を無理矢理剥離・除去しようとすると，思わぬ出血をきたすことがあるため注意が必要である．詳細な観察には，顕微鏡とファイバースコープの併用が望ましい．同一施設の手術症例であれば，その手術記録を参照し，危険部位をイメージする．他施設の術後症例であれば，初診時に耳内清掃を無理に行わず，側頭骨CTを撮像した後に清掃を行うのが安全である．無論，顔面神経や半規管瘻孔の有無なども確認すべきであるが，本稿では割愛する．

おわりに

硬膜，S状静脈洞という主に乳突削開術での危険部位に対する合併症と治療を述べた．合併症をきたした場合には冷静に状況を把握して対応する必要がある．しかし，術前に側頭骨CTで危険個所を同定し，術中所見と照らし合わせながら手術を進めるなど，合併症を生じない注意力が何より肝要である．

参考文献

1）高橋邦行：中耳炎・真珠腫に対する手術．耳喉頭頸，**93**：20-29, 2021.

2）山本典生：耳科手術に必要な画像の読影．日耳鼻会報，**124**：959-967, 2021.

Summary 硬膜，S状静脈洞以外の危険部位についても，耳科手術に必要な解剖を主に側頭骨CTで解説している．

3）田中康広：中耳真珠腫．JOHNS, **33**：690-694, 2017.

4）髙橋　姿：耳科手術―危険部位と合併症―その対策と治療．日耳鼻会報，**111**：70-73, 2008.

5）菅原一真，山下裕司：乳突削開術とposterior tympanotomy. JOHNS, **32**：1110-1112, 2016.

6）Haginomori S, Takamaki A, Nonaka R, et al：Residual cholesteatoma-Incidence and localization in canal wall down tympanoplasty with soft-wall reconstruction. Arch Otolaryngol Head Neck Surg, **134**：652-657, 2008.

Summary 軟素材再建をした外耳道後壁削除型鼓室形成術例81例の検討．骨欠損を認めた上鼓室天蓋で3例の遺残性再発を認め，遺残性再発が起こりやすい箇所として指摘している．

7）山本　裕：乳突削開術．頭頸部外科，**30**：1-4, 2020.

8）平海晴一：S状静脈洞や頸静脈球がドリルで傷ついた．耳喉頭頸，**90**：16-17, 2018.

9）山内大輔：open mastoidの術後耳．JOHNS, **34**：77-81, 2018.

Summary open mastoidの術後耳について，再手術を検討する因子を交えて，保存的加療や手術的加療について解説している．

MB ENT, 269：8-14, 2022

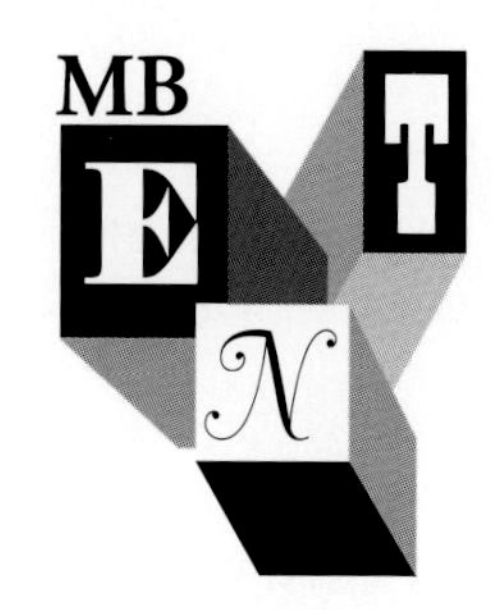

◆特集・耳鼻咽喉科頭頸部外科手術の危険部位と合併症―その対策と治療―

耳科手術

2）側頭骨内顔面神経，鼓索神経

茂木雅臣*

Abstract 側頭骨手術の際に起きうる顔面・鼓索神経損傷の予防と対策について概説した．医原性顔面神経損傷の予防には，適切なランドマークの露出，安全なドリル・吸引操作，愛護的な鉗子操作による病変摘出，また神経露出部への備えが大事である．一方で，顔面神経損傷をきたす術者側の要因は手術前の準備によって対策が可能である．顔面神経損傷は神経が同定できていない段階で起きることが多く，術前 CT や前回の手術記録を検討し，解剖の個体差をイメージしつつ手術に臨むことが肝要である．顔面神経損傷は術中に認識できていない場合が多い．術後再撮影した CT や ENoG を参考にし，重症度と推定される損傷機序に応じて対応を決定する．断面積 1/3 以上の神経束が損傷を受けている場合は神経移植を行うべきである．鼓索神経の走行にはバリエーションが多い．損傷をきたしやすい操作は，鼓室内の吸引操作，鼓膜輪の挙上，前鼓室の処理，後鼓室開放である．

Key words 顔面神経(facial nerve)，鼓索神経(chorda tympani)，医原性神経損傷(iatrogenic nerve injury)，顔面神経モニタリング(facial nerve monitoring)，electroneurography(ENoG)，神経吻合術(nerve anastomosis)

はじめに

中耳手術による顔面神経麻痺の頻度は，初回手術例では0.6～3.6%，再手術例では5%程度と報告されている[1]．本稿では，側頭骨手術の際に起きうる顔面・鼓索神経損傷の予防とその対策について概説する．

顔面神経

1．術前の画像評価

顔面神経損傷の予防には，術前の画像評価が非常に重要である．特に，再手術例では正常構造物が欠如していることが多い．CT にて顔面神経管の骨欠損の評価をするだけでなく，異常な石灰化や硬化を伴う狭い乳突腔にも注意を向ける．顔面神経のランドマークとなる半規管や耳小骨の状態，retrofacial cell の発育程度なども確認する．また，CT をいつでも再確認できるよう手術室に画像を準備しておく．

2．解剖学的ランドマーク

顔面神経の手術解剖を理解することは決して容易ではない．走行を把握するためには複数のランドマークを参照するとよい．匙状突起，キヌタ骨，卵円窓，外側半規管，後半規管膨大部，顎二腹筋稜前方の periosteal fiber など複数確認しつつ，常に走行を予測しながら手術操作を進める．

第1膝部のランドマークは上鼓室前骨板と匙状突起で，両者の間に存在する．真珠腫例(初回手術例と再手術例を含む)の 33% で顔面神経管の骨欠損が認められるが，最頻部位は鼓室部の卵円窓上方である[2]．広汎進展をきたす真珠腫例であっても匙状突起は最後まで構造が維持されることが多く，常に確認すべき重要な指標である．岬角を走る Jacobson 神経を上方に追うと匙状突起を同定

* Motegi Masaomi，〒201-8601 東京都狛江市和泉本町 4-11-1 東京慈恵会医科大学附属第三病院耳鼻咽喉・頭頸部外科，診療部長

できる．第2膝部は走行のバリエーションが多いことに注意が必要である．鼓膜輪の外側を走行することもしばしばあり[3]，canalplastyの際に同部で損傷されやすい．不十分な乳突腔開放は危険で，上記のランドマークを確実に明視下に置けるよう十分な広さの削開腔を展開することも損傷を防ぐ手術のコツである．

先天奇形例，特にアブミ骨の異常を呈する中耳奇形例や外耳奇形例では顔面神経の走行異常を認めやすい．また，異常も多岐にわたり，アブミ骨の直上やアブミ骨の下で岬角上を走行するものだけでなく，顔面神経本幹が分岐している場合もある[4]．

3．術中操作

顔面神経損傷の原因操作として多いのは，乳突削開時の不用意なカッティングバー操作，鉗子などで病変を牽引する操作，また(顔面神経鼓室部が露出している場合は)キヌタ骨に過剰な回転力を加えるような操作である．オリエンテーションのつかない術野は極めて危険であり，術者は絶えず術野の位置関係に注意を払い，止血操作を確実に行ったうえで操作を進める必要がある．

1）ドリル操作

バーの操作については神経を横断するような動かし方は危険であり，神経の方向に沿って動かすほうが安全である．神経周囲ではカッティングバーよりダイヤモンドバーのほうが安全性は高いが，ダイヤモンドバーであっても押さえつけるような操作は危険である．ダイヤモンドバーは熱損傷にも注意が必要で，イリゲーションによる冷却を要する．イリゲーションは出血している炎症組織に対しての止血も期待でき，視認性が上がる．必ずドリルの接触面を常に見ながら骨削開を行うことも重要である．後鼓室開放の際，狭いスペースを広げるような骨削開をすることがあるが，接触面が見えない状況でドリリングをするとover-hangの深部で神経損傷をきたす可能性がある．一方，発育のよい乳突蜂巣内の高度の肉芽性病変やコレステリン肉芽の場合には乳突蜂巣の削開を盲目的に進めやすく，乳突部で損傷をきたす危険がある．顔面神経管を積極的に露出していくことで，全体の走行をイメージしやすくなり損傷のリスクを減らせる．その際には，薄い骨を透かして深部構造を視認するskeletenizationのテクニックが必要となるため，日頃から意識して手術に臨む．

2）鉗子操作

肉芽組織や病的粘膜は神経と区別するのが難しい場合があり，顔面神経と気づかず牽引するなどした際に損傷を引き起こす．病巣を摘出する前には，必ず顔面神経ではないことを確認する意識を持つ．また，神経が確実に確認できるまでは露出しているとの想定で操作を行う．

真珠腫の母膜を神経から剝離する場合は，なるべく神経の長軸方向に行う．膝神経節や鼓室部神経が露出している場合，特に上鼓室における真珠腫を摘出する際に母膜の頭尾方向への剝離に伴って神経に横軸方向の力が加わり，露出神経が過剰に伸展されることがある．テンションを一ヶ所だけにかけず全体を剝離しながら広い面として挙上していくと，早い段階で神経を視認できる．開放乳突腔耳に対する再手術では，鼓膜皮膚弁の挙上時に注意が必要である．開放乳突腔の上皮直下に露出した顔面神経を認めることがあるため，外耳道切開をよりfacial ridgeから遠い場所に置き，露出神経がないか確認しつつ，皮膚を慎重に挙上していく．

4．顔面神経モニタリング

真珠腫などの骨破壊を伴う病態や再手術例，先天奇形例などでは正常な解剖構造が失われている．また，炎症の強い例では感染性肉芽が露出した顔面神経と癒着し，それらの境界がわかりにくいことも多い．このような場合はモニタリングが有用である．筆者は初回手術や慢性中耳炎例であっても，顔面神経周囲の顕著な肉芽形成が予想される場合には積極的に顔面神経モニタリングを使用している．意図せず露出神経を触ってしまった時にも反応が得られ，露出神経の存在を早期に警告してくれる利点もある．

しかし，モニタリングは完全無欠ではない．全身麻酔導入時の筋弛緩薬の影響が及んでいる時間帯にはモニタリングに頼ることはできない．また，神経にドリルを垂直に当ててダメージを与えるような損傷は事前に察知できないこともある(平行な操作であれば反応しやすい)．モニタリングは顔面神経損傷の回避に有用であることは間違いないが，解剖の理解に取って代わるものではないことを心に留めておくべきである．

5．副損傷を起こしてしまったら

顔面神経の損傷に気づいた時点で，可能ならば即座に経験豊富な術者に相談する．そして，速やかに状況を患者とその家族に説明する．

1）術中に損傷に気づいたとき

もし，術中に神経損傷を認識した場合は，損傷部位の周囲 1 cm 程度の神経を慎重に露出する．損傷程度を把握し，また神経浮腫を減圧するため，基本的には神経上膜の開放と内部の観察を行う[1]．断面積 1/3 以上の神経束が損傷を受けている場合は神経移植をすべきであり，また神経内血腫が生じていれば血腫を除去する．

部分的な断裂であった場合，部分的な神経移植(partial graft)や筋膜にて損傷部位を巻く方法(tubulization)もあるが，損傷部位の切断と大耳介神経などの神経移植による再建法がもっとも予後がよい[5]．しかし，実際には正確な損傷程度の判定は難しく，かつ過小評価されることが多い．判定に迷う場合には全周にわたる神経移植による再建が勧められ，その場合でも House-Brackmann (H-B)-Ⅲ程度までの改善が得られることが多い[6][7]．完全断裂の場合は，緊張をかけずに接合できるならば断端同士を寄せてフィブリン糊で固定する．一方，緊張のない接合ができなければ，移植神経を用いた神経再建を行う．ドリル操作による損傷の場合は損傷した断端を斜めにトリミングするとよい．側頭骨内での損傷であれば顔面神経管の骨壁を骨床として利用でき，移植神経の縫合は不要である．

2）術中に損傷に気づかなかったとき

医原性顔面神経損傷の 79～92％は，術者が損傷時点で気づいていないとされ[6][8]，損傷を術中に認識できるケースは多くない．

術後に顔面神経麻痺を認めた場合は，まずは重症度を把握する．不全麻痺なら保存的加療でよいが，完全麻痺なら早期の修復が必要である．重症度評価で注意すべきは，術前に麻痺がない場合，顔面神経を高度に損傷したとしても，損傷後数時間は強制閉眼が可能であることである．よって，リカバリールームで閉眼できたからといって完全麻痺を否定してはならないし，また実際は即発性であっても遅発性麻痺と誤認しうる危険性がある．さらに，小児や若年者では安静時でも筋トーヌスが維持されやすく，安静時の所見だけをもって評価してはならない．

術中損傷したことに気づかなかった場合は誘発筋電図(ENoG)を連日繰り返して行う．しかし，損傷直後は ENoG で重症度を評価できない．Waller 変性が 100％の神経に起こるのは 3～5 日後であるため，完全切断例でも 10％以下に達するのは切断後 6 日目となる[9]．10 日間連続で ENoG が 10％以下になれば早期再手術による修復が勧められ，10％以上の値を示すなら 4～6 週間は待ってもよい．再手術を予定した場合は CT を再評価すべきである．神経の損傷部位の推測に役立つことはもちろん，顔面神経損傷以外の副損傷(外側半規管損傷など)の同定にも役立つ．完全断裂例でも，3 週間以内程度であれば再手術時にモニタリングが反応する場合が多い[6]．

神経が伸展されたことによる損傷と考えられた場合，形態が保持されていれば保存的治療のみで回復が見込まれるが，稀に回復が不完全となり共同運動が発生することがある．神経が部分的に引き裂かれている場合は，損傷の程度によって修復を行う．

圧迫機序による損傷もある．神経内浮腫，顔面神経管と顔面神経の間の出血，骨片刺入，または過剰なパッキングが原因として挙げられ，麻痺の進行をきたす場合もある．完全麻痺に至りENoGでも高度神経変性が示唆された場合は，再手術やパッキング除去にて圧迫を解除することが必要となる．不全麻痺であれば，一般的に予後は良好である．

鼓索神経

1．術前準備

鼓索神経損傷に伴う味覚障害は，一般的に術後2年以内に改善することが多いとされるが[10]，繊細な味覚を必要とする料理人やソムリエなどの場合は永続的に味覚障害が持続することもあり[11]，より丁寧な術前説明が要求される．

術式選択や手術適応に際しては，両耳手術の必要性を検討することと術前の味覚検査で対側の鼓索神経障害の有無を判断することが大切である．特に，アブミ骨手術や人工内耳植込術の適応となる例では両側手術を要することも多い．さらに，耳硬化症などの非炎症性疾患例は，慢性中耳炎などの炎症性疾患例に比して術後味覚障害の発現率が高い．これらを考慮したうえで，両側鼓索神経障害をきたした場合のQOLに与える影響を説明する．

2．解剖学的ランドマーク

鼓索神経の顔面神経からの分枝は，茎乳突孔から錐体隆起の間であればどの部位からでも起きうるが，通常は茎乳突孔から約6 mm頭側である[12]．その後，鼓索神経管を通り鼓室に出るが，鼓室出現位置にもバリエーションが多い．また，外耳道内皮下に露出し鼓膜輪の外側を走行する例もあるため[13]，鼓膜輪付近の外耳道皮膚を挙上する際にも注意が必要である．鼓室内ではキヌタ骨長脚の外側とツチ骨頸部内側，鼓膜張筋腱の上方を経由し，前ツチ骨靱帯の上方を通り，錐体鼓室裂に入る．

3．術中操作

鼓索神経損傷をきたしやすい操作として多いのは，鼓室内の吸引操作，鼓膜輪の挙上，前鼓室の処理，後鼓室開放である．

吸引はもっとも損傷を起こしやすい操作である．顕微鏡下の両手操作であれば鼓索神経を避けながらの吸引ができるが，特に内視鏡下手術では片手操作となるために鼓索神経が吸引により伸展・切断されやすい．意識して吸引圧を弱めるなどの工夫をする．また，鼓索神経は顕微鏡や内視鏡により発生する熱によって乾燥しやすい．不要ならば顕微鏡や内視鏡を術野から外し，適宜生理食塩水をかけ，乾燥による神経損傷を防ぐ．

鼓膜輪を挙上する際，後ツチ骨靱帯と鼓索神経の区別がつきにくい場合がある．先に弛緩部の鼓膜をツチ骨頸部が見える程度まで挙上しておくと，後ツチ骨靱帯がツチ骨に連続していることが確認でき，靱帯のみを切断できる．外耳道後上部削開の際はノミで少しずつ骨を削除していく．一度に大きく骨を削除すると，鼓索神経が内貫した状態で大きな骨片として外れ，その後の操作が制限される．

真珠腫の郭清時などでツチ骨を頸部で切断する際，鼓索神経が鼓膜張筋腱の上方を走行することを念頭に置き切断する．また，上鼓室前方に進展した真珠腫を摘出する際はツチ骨前方の操作にも注意を要する．鼓索神経は鼓膜張筋腱の上方から前ツチ骨靱帯の頭側を通り錐体鼓室裂に入るが，この部位は意識しないと鼓索神経の存在を忘れてしまいがちである．中鼓室後方で神経を温存できたからといって油断せず，その後も鼓索神経への意識を忘れない．

4．副損傷を起こしてしまったら

鼓索神経は体内で唯一，鼓室というair spaceを走行する神経であるため，必然的に術中操作で伸展されやすい．伸展され味覚障害が出現しても，切断されていなければ6ヶ月で70〜80%の例が回復する[11][13]．一方，切断してしまった場合，両側切断でも片側切断でも味覚障害の出現率は30〜50%で，術後1〜2年で改善するとされるが，舌の異常感覚や軽微な障害に関しては残存することが多い[11]．中途半端に伸展された場合は切断例に比較して，かえって術後の症状が出やすいとの報告もある[11]．真珠腫例などで術中鼓索神経が過剰に伸展され，かつ上皮遺残の可能性が高いのであれば切断してしまうことも選択肢の1つである．神経が切断された場合は，可能であれば断端同士をフィブリン糊で接着するか，難しい場合には神経の再生を促すために断端をなるべく近傍に置き，筋膜等の再建材料に沿った神経再生を目指す．

症例提示

症例：43歳，男性

【主　訴】 耳漏

【現病歴】 10歳，17歳時に右中耳真珠腫に対し他院で鼓室形成術を受けた．最近になって右耳漏と耳痛を反復したため当院を受診した．

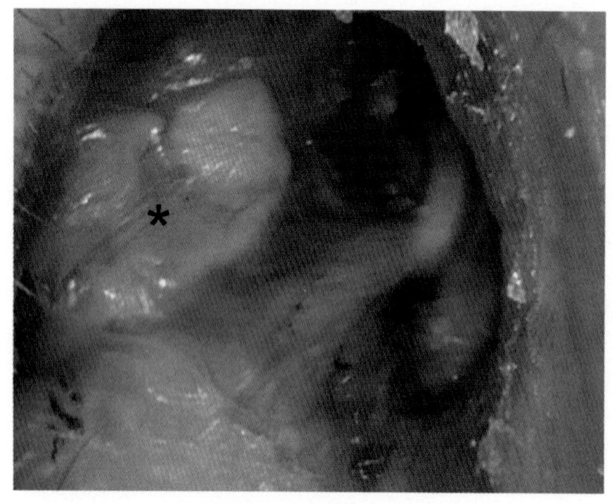

図 1. 右耳内所見
右上鼓室にdebris貯留を伴う陥凹を認める．外耳道後壁の骨欠損部に軟骨(★)が透見できる

【耳内所見(図1)】 右鼓膜弛緩部に陥凹を認め，debrisの貯留を認める．外耳道後壁も大きく陥凹し，後壁再建に用いたと思われる軟骨が骨欠損部に透見できた．

【聴力検査】 右45.0 dB(4分法)，約35 dBの気骨導差を認めた．

【側頭骨CT(図2)】 上鼓室は軟部濃度で占拠され，外耳道後壁の広汎な欠損が認められた．膝神経節の外側に骨欠損を認めたが，第2膝部より末梢の顔面神経管には骨欠損は認めなかった．ツチ・キヌタ骨は欠損していた．

中耳真珠腫再形成性再発と診断し，当院にて右外耳道後壁削除・乳突非開放型鼓室形成術(乳突腔充填併施)を施行した．

【手術所見(図3)】 顔面神経モニタリングを設置した．まず，削開されている乳突腔をさらにバーにて拡大し，十分に止血されoverhangのない術野を露出した．乳突腔の真珠腫上皮を切除していき，上・外側半規管を同定した．上鼓室だけでなく前鼓室の深い陥凹にも感染性肉芽を伴った上皮が進展していた．頭側から尾側に向けての上皮剥離を行った際，肉芽を牽引したと同時に露出していた顔面神経膝部が挙上された．神経が過剰に伸展された直後に術者が気づき，詳細に観察したところ神経の断裂は認めなかった．その時点で

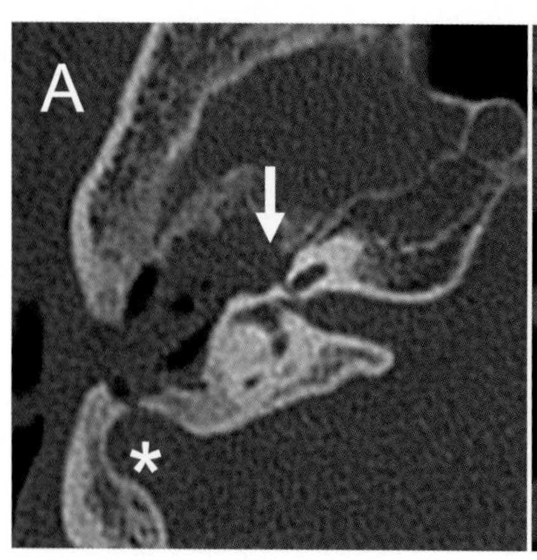

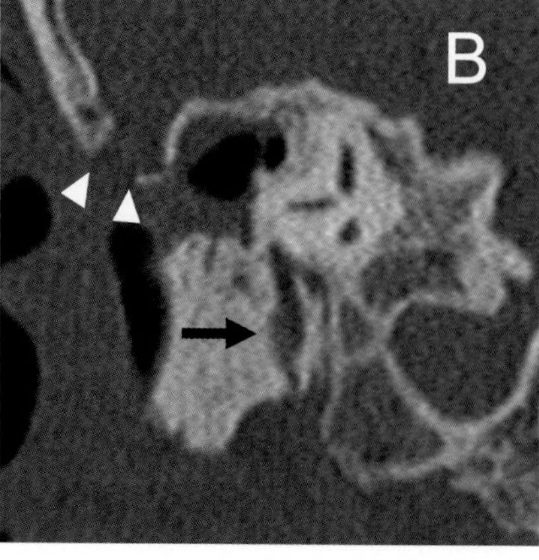

図 2.
側頭骨CT(右鼓室形成・乳突削開術後)

A：軸位断．膝神経節外側の顔面神経管に骨欠損(白矢印)を認める．S状静脈洞(★)に接する後頭蓋窩骨壁に菲薄化を認める．ツチ骨・キヌタ骨は認められない．外側半規管に異常を認めない

B：冠状断．顔面神経管垂直部(黒矢印)に骨欠損は認めない．外側中頭蓋窩に骨欠損(白矢尻)を認める

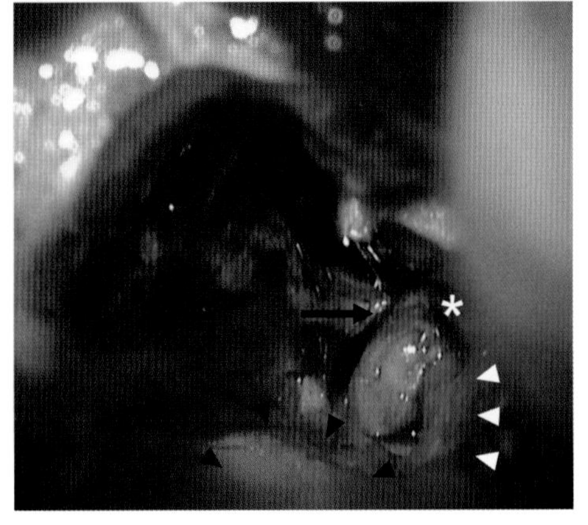

図 3. 術中所見
右耳：上鼓室から前鼓室に及ぶ真珠腫の摘出操作．上鼓室の感染性肉芽を伴った再形成性真珠腫を頭側から尾側へ剝離する際，露出した顔面神経膝部が過剰に伸展されている
矢印：顔面神経室膝神経節，白矢尻：顔面神経鼓室部，黒矢尻：外側半規管隆起，
★：剝離子

は顔面神経モニタリングに反応がなかったため，まず複数のランドマークを露出し，顔面神経の走行を把握することを試みた．さらに鼓膜輪を挙上して鼓室を観察し，残存していたアブミ骨と匙状突起の位置から顔面神経鼓室部を同定した．鼓膜後上部直下に炎症性肉芽を認め，浮腫状の顔面神経と強固に癒着していた．同部位ではモニタリングが反応したため，神経と肉芽の境界を慎重に確認しながら上皮を摘出していった．Ⅲ型コルメラにて伝音再建を行い，最後に外耳道側壁と後壁を骨パテ板で再建し，乳突腔を骨片にて充填した．

【術後経過】 術直後，リカバリールームにて右顔面神経不全麻痺(H-B Ⅱ)を認めた．術中，顔面神経の切断や挫滅は認めていないことから，露出した顔面神経膝部の過剰伸展による顔面神経損傷と判断した．早急な再手術の必要はないと判断し，まずステロイド内服投与による保存的加療の方針とした．術後 3 週時点で顔面神経麻痺は消失した．

おわりに

顔面・鼓索神経損傷の予防には，適切な解剖の露出，ランドマークの同定，安全なドリル・吸引操作，愛護的な鉗子操作による病変摘出，また神経露出部への備えが大事である．神経麻痺をきたす術者側の要因は手術前の準備によって軽減させることができる．側頭骨のダイセクションは特に有用であり，正常顔面神経の局所解剖，顔面神経管近傍の bone work が習得できる．多くの神経損傷は「神経が同定できていない段階」で起きている．術前 CT や前回手術の手術記録を詳細に検討し，術中解剖の個体差をイメージして手術に臨むことも肝要である．術中に損傷を認識できたかどうかにより術後管理が変わる可能性がある．術後再撮影した CT や ENoG を参考にし，重症度と損傷機序に応じた治療方針を決定する．

文 献

1) Wiet RJ：Iatrogenic facial paralysis. Otolaryngol Clin North Am, **15**：773-780, 1982.
2) Selesnick SH, Lynn-Macrae AG：The incidence of facial nerve dehiscence at surgery for cholesteatoma. Otol Neurotol, **22**：129-132, 2001.
3) Litton WB, Krause CJ, Anson BA, et al：The relationship of the facial canal to the annular sulcus. Laryngoscope, **79**：1584-1604, 1969.
4) Hashisaki TG, Jahrsdoerfer AR：The facial nerve and the congenitally malformed middle ear. The Facial Nerve. May M, Schaitkin BM (eds)：505-513, Thieme. New York, 2000.
5) Bento RF, Salomone R, Brito R, et al：Partial lesions of the intratemporal segment of the facial nerve：graft versus partial reconstruction. Ann Otol Rhino Laryngol, **117**：665-669, 2008.
6) Linder T, Mulazimoglu S, El Hadi T, et al：Iatrogenic facial nerve injuries during chronic otitis media surgery：a multicentre retrospective study. Clin Otolaryngol, **42**：521-527, 2017.
Summary 多施設から集約した医原性顔面神経損傷 20 例の症例検討．術中の操作の工夫から術後管理まで幅広く考察されている．
7) Green JD Jr, Shelton C, Brackmann DE：Surgical management of iatrogenic facial nerve injuries. Otolaryngol Head Neck Surg, **111**：606-610, 1994.

8) Green JD Jr, Shelton C, Brackmann DE：Iatrogenic facial nerve injury during otologic surgery. Laryngoscope, **104**：922-926, 1994.
9) Bendet E, Maranta C, Vajtai I, et al：Rate and extent of early axonal degeneration of the human facial nerve. Ann Otol Rhinol Laryngol, **107**：1-5, 1998.
10) Nin T, Sakagami M, Okunaka MS, et al：Taste function after section of chorda tympani nerve in middle ear surgery. Auris Nasus Larynx, **33**：13-17, 2006.
11) 阪上雅史：味覚障害診療ガイドライン作成に向けて耳鼻咽喉科の診療に関連した味覚障害．口咽科, **25**：17-22, 2012.
12) Gray H：The peripheral nervous system：Cranial nerves. In：Clemente CD, ed. Anatomy of the Human Body. 29th ed. Lea & Febiger, 1985.
13) Uranaka T, Matsumoto Y, Hoshi Y, et al：Classification of the Chorda Tympani：An Endoscopic Study. Otol Neurotol, **42**：e355-e362, 2021.

MB ENT, 269：15-23, 2022

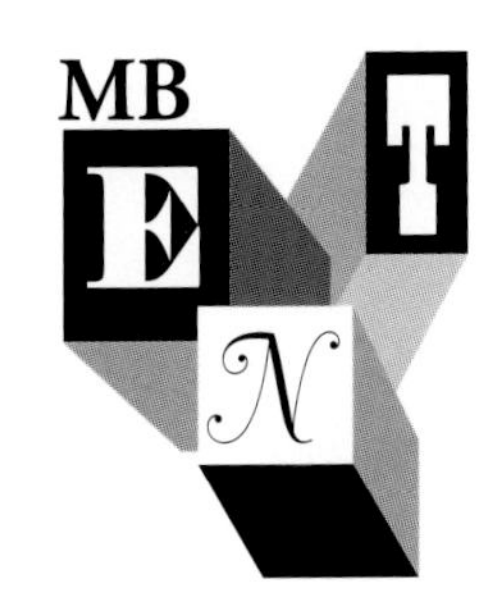

◆特集・耳鼻咽喉科頭頸部外科手術の危険部位と合併症—その対策と治療—

耳科手術
3）アブミ骨，蝸牛，半規管

山内大輔*

Abstract 内耳は膜迷路と骨迷路の二重構造で，それぞれ内リンパと外リンパで満たされている繊細な器官である．手術時に直接の吸引などで空気の混入があると容易に内耳機能は損なわれる．アブミ骨手術や迷路瘻孔の閉鎖術，上半規管裂隙閉塞術は中耳と内耳を交通させるので，常に内耳機能障害が起こりうることを念頭に置く．また，人工内耳埋込術において特に残存聴力の温存を図る場合も，同様に注意が必要である．良好な視野展開が可能なアプローチの工夫と，繊細な操作ができる技量が求められる．筆者はアブミ骨手術に経外耳道的内視鏡下手術，人工内耳埋込術にUnderwater法，半規管の手術にそれらを組み合わせた水中内視鏡下耳科手術を用いており，それぞれ有用であると考えている．

Key words アブミ骨手術(stapes surgery)，人工内耳埋込術(cochlear implantation)，迷路瘻孔(labyrinthine fistula)，上半規管裂隙症候群(superior canal dehiscence syndrome)，経外耳道的内視鏡下耳科手術(transcanal endoscopic ear surgery)，水中内視鏡下耳科手術(underwater endoscopic ear surgery)

はじめに

耳科手術において，内耳機能を温存することは極めて重要である．内耳機能が障害されると，生じた感音難聴，耳鳴が改善しなかったり，また一定期間めまいが続いたりと，患者の術後QOLに影響する．術者に必要なことは，蝸牛，前庭を含めたアブミ骨周辺，半規管の解剖と生理を熟知し，必要なテクニックを習得しておくことである．本稿では特に内耳機能温存が必要な術式として，アブミ骨手術，人工内耳手術，真珠腫の半規管瘻孔，上半規管裂隙症候群の手術を挙げつつ，その合併症と対策について述べる．

アブミ骨

1．アブミ骨の周辺解剖とアプローチ

1）アブミ骨とその周辺解剖

アブミ骨はおよそ3 mm程度の人体で最小の骨である．アブミ骨頭はキヌタ骨の豆状突起とキヌタ・アブミ関節を形成し，底板は輪状靱帯で卵円窓に付着している．アブミ骨頸にはアブミ骨筋腱が停止していて，アブミ骨筋は後方で錐体隆起の内面から起始している．アブミ骨前方にサジ状突起，上方に顔面神経水平部，後方に鼓室洞が位置している．アブミ骨底板を下方から上方へ走行するアブミ骨動脈は胎生10週に退縮するが，稀に遺残がみられる．卵円窓の内側は前庭の外リンパ腔になるが，その前方ほど球形嚢との距離が近い[1]．

2）皮切について

アブミ骨とその周辺の操作を行う際には，その周辺構造，特に錐体隆起を明視下におくために，アブミ骨手術の場合は耳内切開や外耳道内切開を用いることが多く，さらに経外耳道的内視鏡下耳科手術(TEES)では広角でより良い視野が得られる(図1)．耳後切開を選択する場合は前方から後方へ覗き込めるように，展開した耳介や外耳道皮

* Yamauchi Daisuke，〒980-8574 宮城県仙台市青葉区星陵町1-1　東北大学耳鼻咽喉・頭頸部外科，准教授

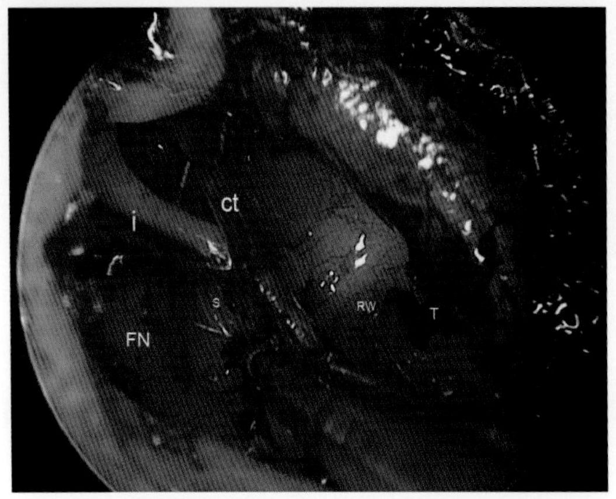

図 1. TEESによるアブミ骨手術の例(右耳)
FN：顔面神経，i：キヌタ骨，ct：鼓索神経，RW：正円窓，T：tunnel of subcochlear canaliculus

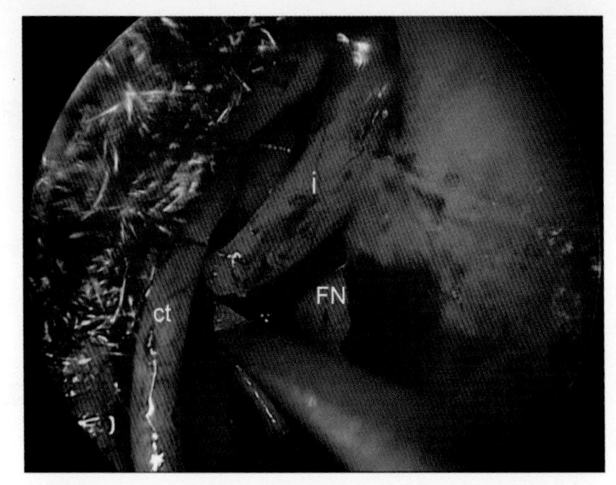

図 2. Joint knife(MicroFrance®)を用いたキヌタ・アブミ関節の切離(左耳)
FN：顔面神経，i：キヌタ骨，ct：鼓索神経

膚と軟組織を十分に前方へ開窓器で牽引し，顕微鏡の角度を調整して，十分に顔面神経窩を開放する必要がある．

3）キヌタ・アブミ関節の切離

内耳障害を回避するためにキヌタ・アブミ関節を離断しておくと，他の部位の操作が容易となるため，耳小骨連鎖を温存しない場合は手術の早い段階で行っておきたい．真珠腫などの病変が高度な場合には，キヌタ骨長脚やアブミ骨筋腱を手掛かりにして剝離し，キヌタ・アブミ関節を同定する．難しい場合は上下前方より母膜をわずかに外側へ挙上しながら剝離するか，debrisを取り除いて母膜の内側にあるキヌタ・アブミ関節をピックなどで触って確認する．離断はピックやラウンドナイフ，joint knife(図2)を用いて，アブミ骨の挙動を観察しながら注意して離断する．

4）アブミ骨周囲の真珠腫の剝離

真珠腫によってアブミ骨の上部構造が欠損している場合は，ピックや小綿球などを用いて母膜を丁寧に剝離する．母膜が閉鎖孔に入り込んでいても連続性を保って剝離すれば摘出できるが，難しい場合にはアブミ骨周囲の母膜だけを島状に残して最後に処理すると視野がよく操作しやすい．剝離の方向については，アブミ骨筋腱を同定して後方から前方へ行うと，負荷がかかりにくく安全である．必要であればアブミ骨の挙動をよく観察しながら，上下後方へも剝離する．その際，内視鏡を用いるとよく観察でき，片手操作でも綿球やPanettiのサクションディセクター(Spiggle & Theis)などを用いれば明視下に剝離できる(図3)．

2．アブミ骨手術における合併症を避けるために

アブミ骨手術は聴力改善の成功率が高い術式であるが，卵円窓を開窓することが必要なために内耳障害のリスクを常に伴う．その予防として術前の評価，良い術野展開，繊細な手技が必須である．また，floating footplateやstapes gusherが生じた場合にも対応できるようにしたい．

1）アブミ骨上部構造の切断

アブミ骨手術で上部構造を摘出する時，floating footplateを生じないよう繊細な操作が必要である．先端のみ回転するカーブバーを用いると良好な視野で脚の切断が可能である．バーは低速で後脚を上方から下方へ削り，バーの先端が切除した脚に引っかからないように細心の注意を払う(図4)．また，鼓索神経を損傷しないように，あらかじめフィブリン糊で下方に接着しておくと操作の妨げにならない．CO_2レーザーがあれば切断は容易であるが，顔面神経に当たらないようにするなどの注意が必要である．

2）アブミ骨底板の開窓

球形嚢が前方で近くなることから，底板の後方1/3に開窓すると良いと考えられる(図4)．しかし，内リンパ水腫があると卵円窓に近接している

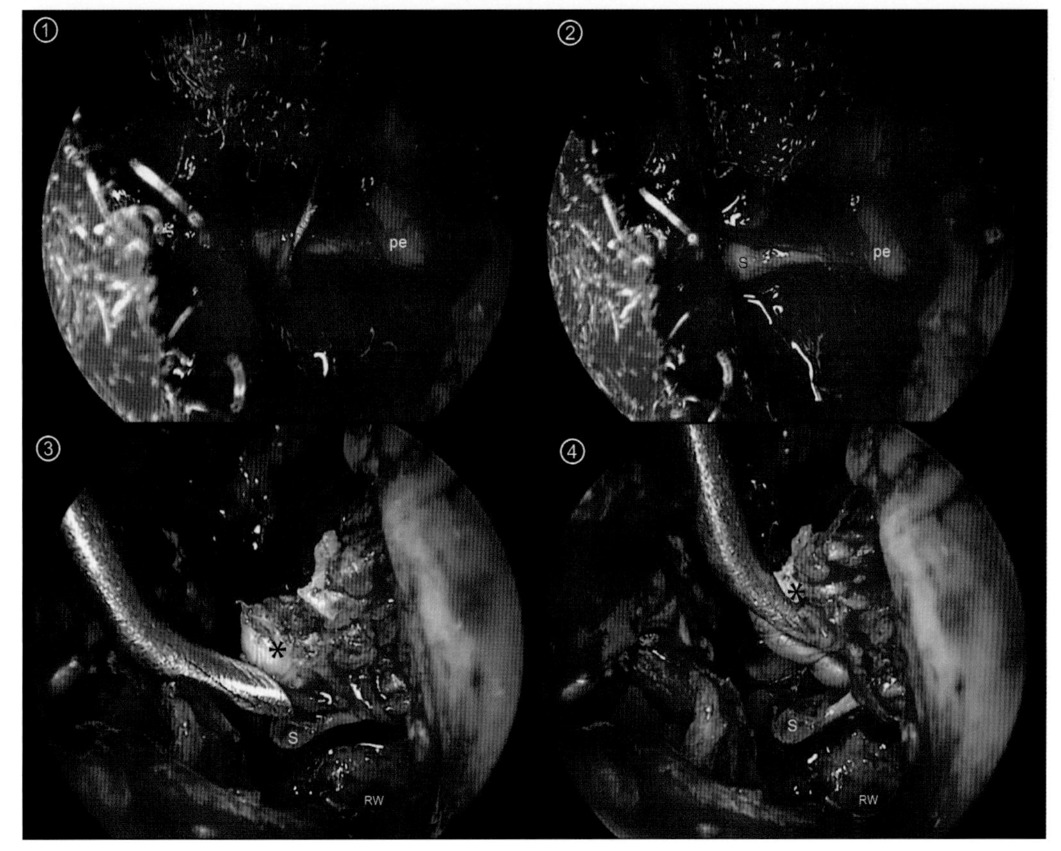

図 3. アブミ骨と真珠腫母膜の剝離操作
①〜②：炎症のため出血がやや多く視野が悪いが，後方から前方への剝離操作をすることで安全に剝離している
③〜④：別な症例．Panettiのサクションディセクターを用いて血液を吸引してよく観察しながら，母膜(＊)を上方へ剝離している．両例とも左耳
S：アブミ骨，pe：錐体隆起，RW：正円窓

ことがあり，膜迷路損傷による内耳障害が起こりうる[1]．少ない例ではあるが術後高度感音難聴が生じる可能性があることを，患者へ十分に説明しておく．また，stapes gusherは術前にCT所見などから予測できることがあるので，よく確認しておくことが大切である[2]．CTにて中硬膜動脈が走行する棘孔の欠失がみられる時は，アブミ骨動脈が遺残していて手術の妨げになることが予測される[3]．

3）floating footplateとなった時の対処

日本人の耳硬化症症例は病変が軽度であることも多く，比較的floating footplateを生じやすい[4]．Floating footplateとなった場合，partial stapedectomy(図5)またはtotal stapedectomy(図6)を行うが，アブミ骨底板を摘出しやすいように，あらかじめsafety holeを開けておいてもよい．卵円窓を直接吸引すると迷路気腫となり，膜迷路も虚脱して高度の内耳障害を生じてしまうので，慌てずに対応することが肝要である．出血などで見えにくい場合でも，卵円窓の外リンパ液面が低くなって空気が侵入しないように少し離れた部分をそっと吸引するとよい．筆者はピストンを留置してから卵円窓をgraftで閉腹し，さらにコラーゲンスポンジとフィブリン糊で固定するようにしている．

4）stapes gusherへの対応

stapes gusherに遭遇してしまった場合は，術後に感音難聴が生じる可能性が高い．本術式による聴力改善は諦め，髄液漏の停止に注力する．その際にも卵円窓の過度な吸引はできるだけ避けな

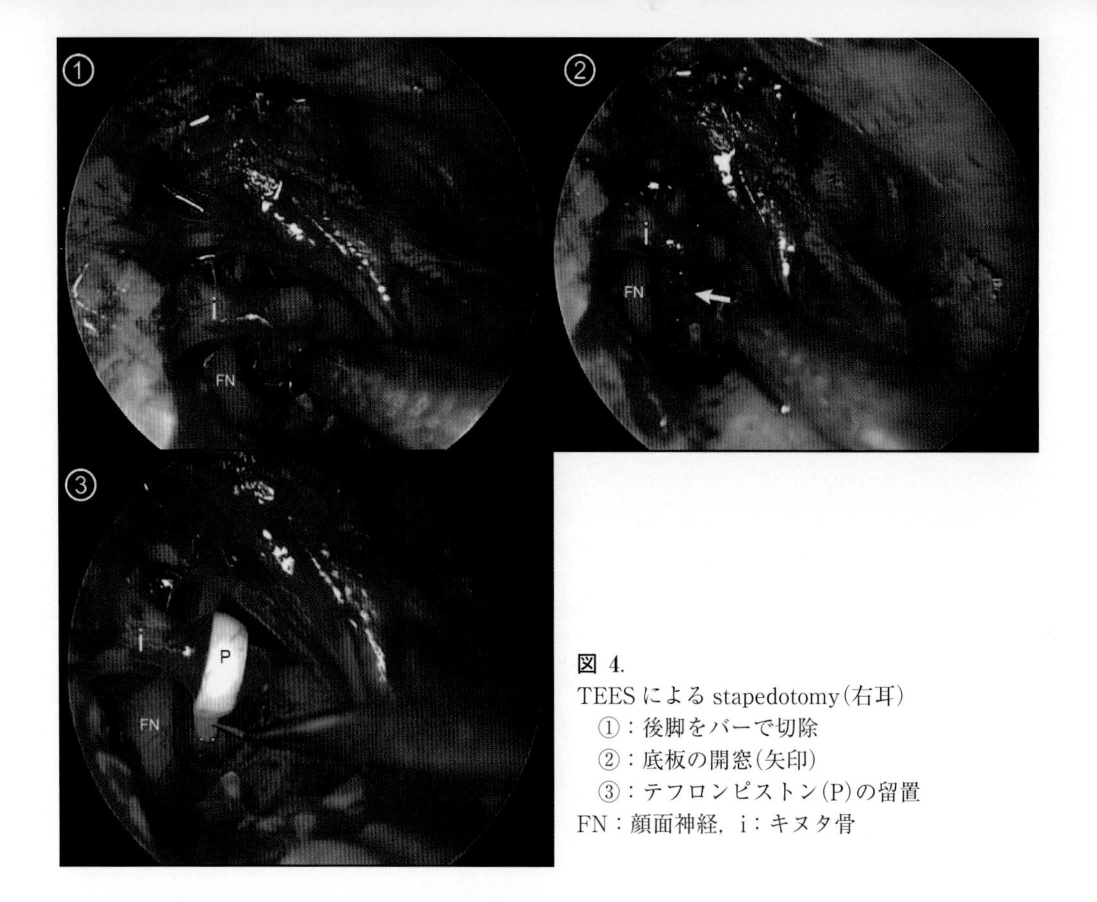

図 4.
TEESによるstapedotomy(右耳)
①：後脚をバーで切除
②：底板の開窓(矢印)
③：テフロンピストン(P)の留置
FN：顔面神経，i：キヌタ骨

がら，軟組織を開窓部にそっと挿入して閉鎖しフィブリン糊で固定する．内耳圧でgraftが外側に押され，開窓部をうまく塞栓できると停止する．

蝸　牛

1．注意すべき蝸牛の周辺解剖

蝸牛は前方に耳管，内頸動脈，下方に頸静脈球，上方と後方に顔面神経が位置している．また，外側の岬角を下方から上方へJacobson神経が走行している．下方には蜂巣が発達していることがあり，infracochlear tunnelと呼ばれ，解剖体での研究では人工内耳電極を誤挿入したとの報告もあるので注意したい[5](図1)．

2．知っておくべき蝸牛の解剖

蝸牛は基底膜，ライスネル膜，血管条で囲まれK^+高値な内リンパを内包する中央階と，Na^+が高い外リンパで満たされた前庭階，鼓室階から構成される．前庭階と鼓室階はそれぞれ卵円窓，正円窓に連続し，頂回転では蝸牛孔で交通している．中央階はおよそ90 mVの蝸牛内電位を有している．

3．蝸牛瘻孔のある真珠腫への対応

中央階は血管条の外側にラセン靱帯が位置しており，蝸牛瘻孔のある真珠腫の剝離によって機械的に損傷してしまう．聴力温存を優先して瘻孔部分の母膜を残す方法も考えられるが，真珠腫の再発も危惧されるので，完全摘出をするかどうかは，対側の聴力などを考慮してよく検討する．完全摘出をする際には，蝸牛内に気泡が迷入すると，ライスネル膜を圧排して不可逆的な障害をきたすので，できるだけ瘻孔部直上の吸引は避ける．

4．Underwater法による人工内耳埋込術

人工内耳の電極を挿入する際，残存聴力温存などソフトサージェリーの目的で正円窓アプローチが推奨されている．また，正円窓を液体で灌流させるUnderwater法が聴力温存に適しているとの報告もある[6]．筆者もUnderwater法を採用し，上鼓室に灌流チューブを留置してイオン組成が外リンパに近似している人工髄液(アートセレブ®，大塚)を灌流している．蝸牛への空気混入を軽減し，微細な出血や削開時の骨粉を洗い流せるので観察

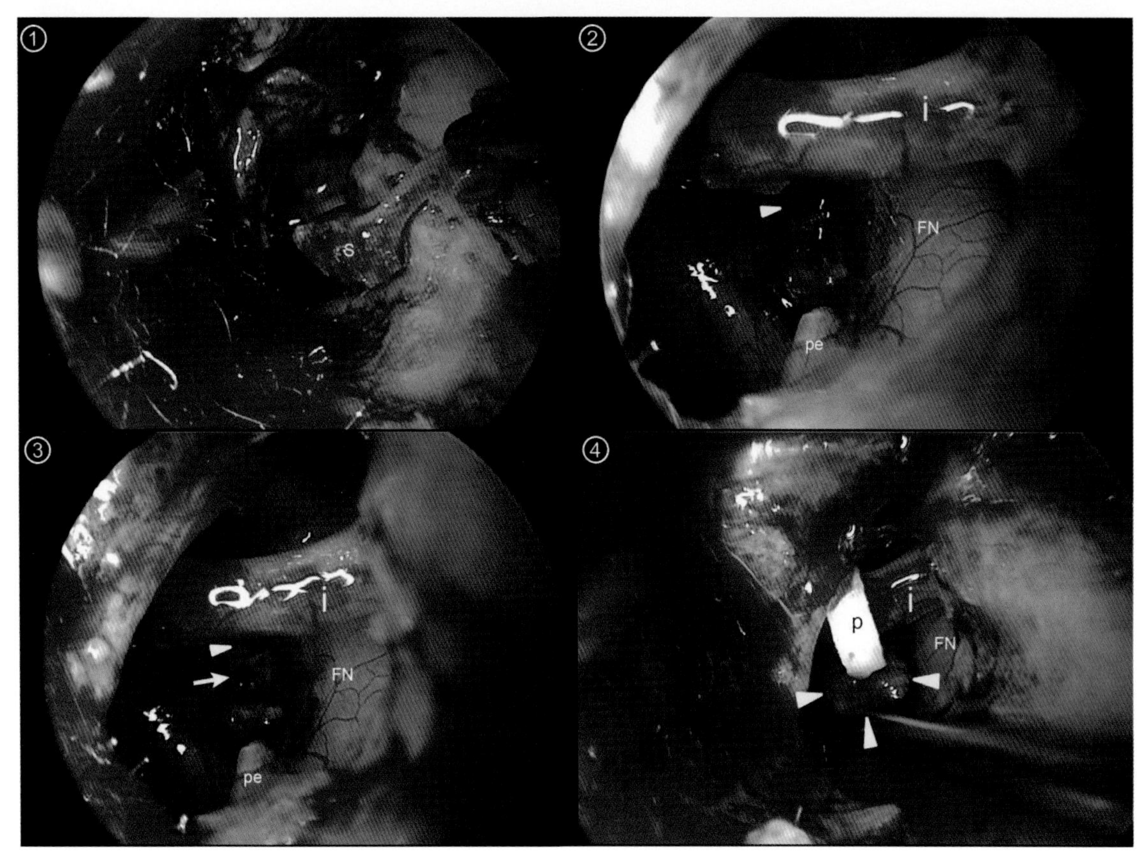

図 5. 上部構造を骨折させた際に底板の前方が外れて partial stapedectomy に移行した例(左耳)
①：底板の前方(S)とともに上部構造を摘出
②：底板の前方が開窓(矢頭)
③：後方の底板にドリルで開窓した(矢印)
④：ピストン(P)を留置し，graft で開窓部を腓腹した
FN：顔面神経，i：キヌタ骨，pe：錐体隆起

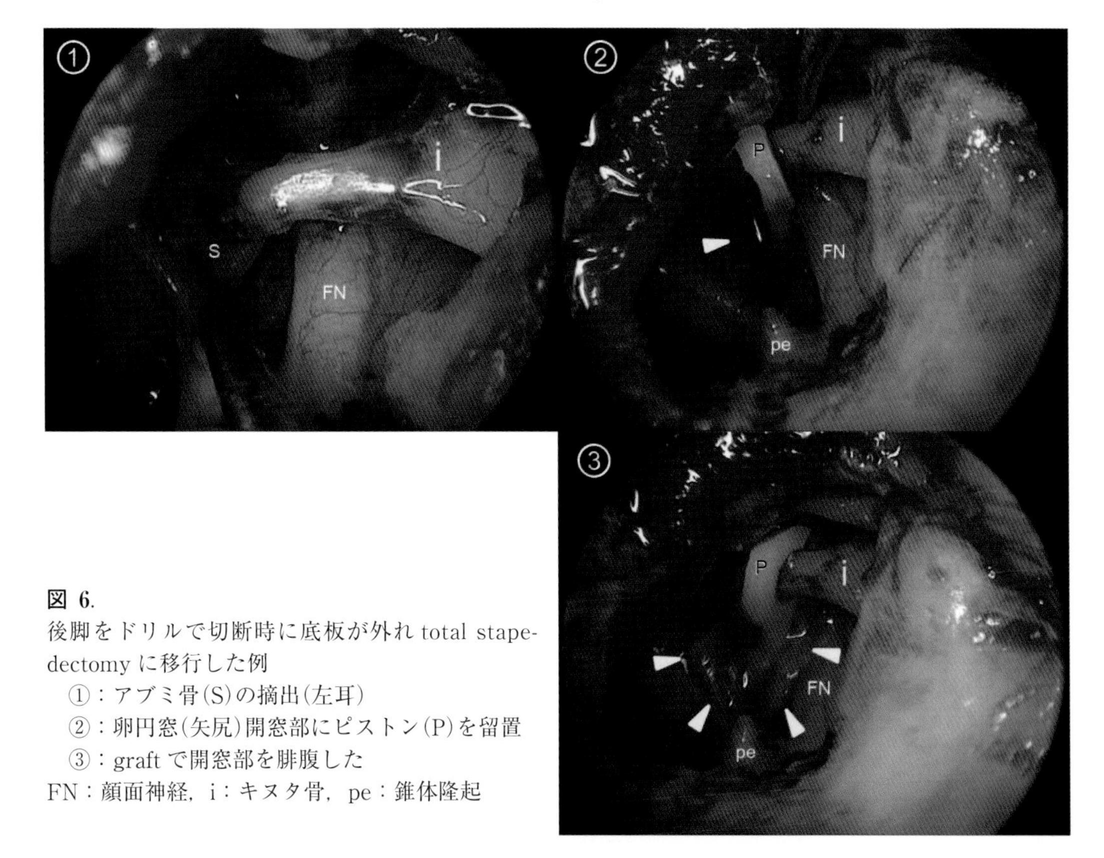

図 6.
後脚をドリルで切断時に底板が外れ total stapedectomy に移行した例
①：アブミ骨(S)の摘出(左耳)
②：卵円窓(矢尻)開窓部にピストン(P)を留置
③：graft で開窓部を腓腹した
FN：顔面神経，i：キヌタ骨，pe：錐体隆起

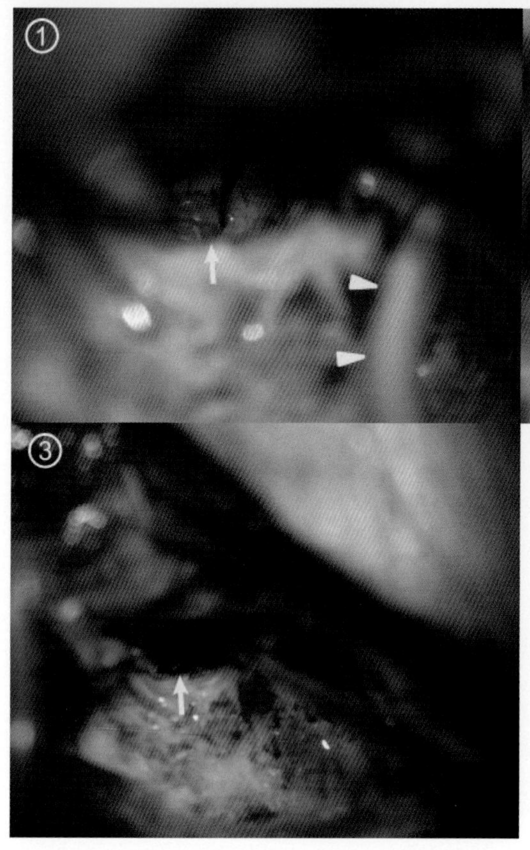

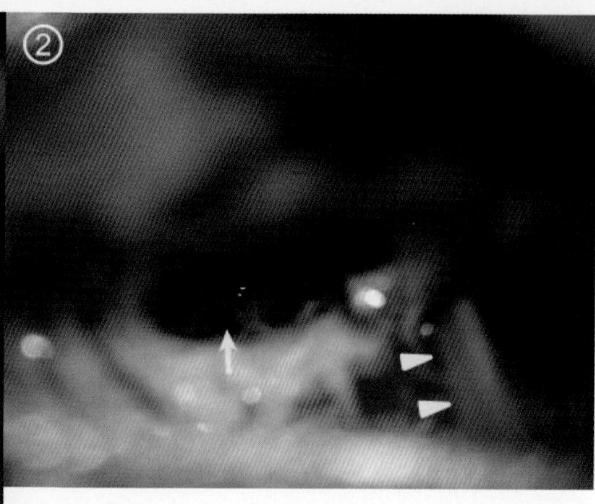

図 7.
Underwater 法による人工内耳埋込術(左耳)
①：上鼓室に留置したチューブ(矢尻)から人工髄液を灌流させ，吸引で液面を調整しながら骨削除，正円窓(矢印)の開窓を行う
②：開窓した正円窓(矢印)
③：人工内耳電極の挿入

しやすく正円窓の同定を容易にする(図 7).

5．人工内耳手術時の gusher への対応

正円窓開窓時 gusher に遭遇した場合，前述のアブミ骨手術同様に髄液漏を停止することが必要であるが，電極挿入部の周囲に結合織などを鼓室階側へ少し入れフィブリン糊で固定して閉鎖できることが多い．gusher を吸引して水中下に電極の挿入と閉鎖を行うので，Underwater 法と手技は同様である(図 8).

半規管

1．半規管の解剖

内耳膜迷路は membrana limitans によって，蝸牛管と球形嚢を含む pars inferior と卵形嚢，半規管でなる pars superior に境され，pars superior は trabecular mesh という構造で支えられている[7)8)]．pars superior の膜迷路は pars inferior に比較して薄くなっていて，半規管膜迷路は骨迷路の中で外周に寄っている[9)].

2．真珠腫における半規管瘻孔例の手術

真珠腫性中耳炎においては外側半規管瘻孔がもっとも多い．瘻孔上の吸引や粗雑な操作は術後内耳障害をきたすので注意しなければならない．Dornhoffer と Milewski らは真珠腫母膜の深達度によって半規管瘻孔の進展度を分類している[10)]．すなわち，Type 1 は内骨膜，Type 2 は外リンパ腔，Type 3 は膜迷路までそれぞれ達しているものと分類している．半規管膜迷路は外周に位置しているため，特に外側半規管瘻孔の母膜を剝離する場合には注意が必要である[9)].

瘻孔処理の方法としては，① 瘻孔部位の真珠腫上皮を *in situ* で残し最後に処理．② 真珠腫上皮の剝離は非膨大部側から膨大部側へ．③ 直接瘻孔上で吸引しない．④ 開放されたら，直ちに軟組織で瘻孔部位を覆う．⑤ 軟組織上を骨パテや軟骨片などの硬組織でカバーすることが重要である[11)]．筆者らは ②③ の工程で，より安全性と視認性を高めるために水中内視鏡を用いている[12)] (図 9).

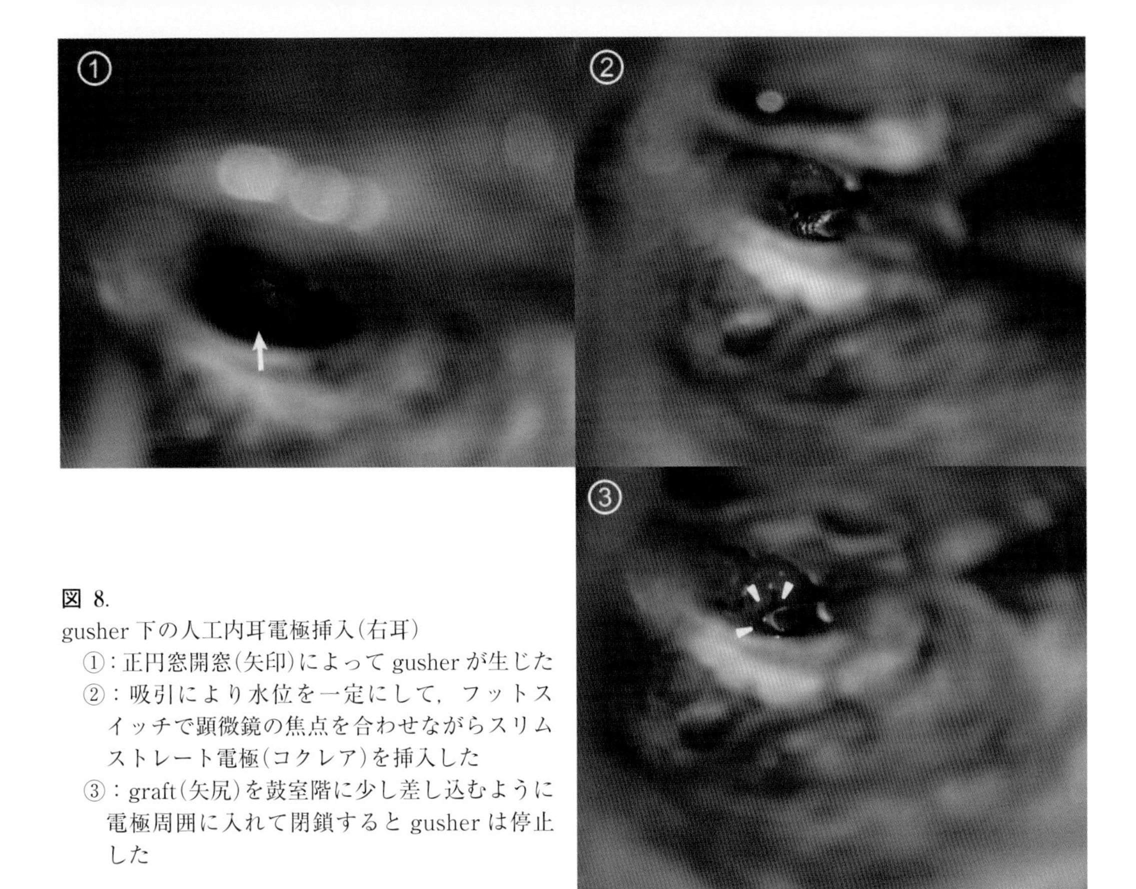

図 8.
gusher 下の人工内耳電極挿入(右耳)
①：正円窓開窓(矢印)によって gusher が生じた
②：吸引により水位を一定にして，フットスイッチで顕微鏡の焦点を合わせながらスリムストレート電極(コクレア)を挿入した
③：graft(矢尻)を鼓室階に少し差し込むように電極周囲に入れて閉鎖すると gusher は停止した

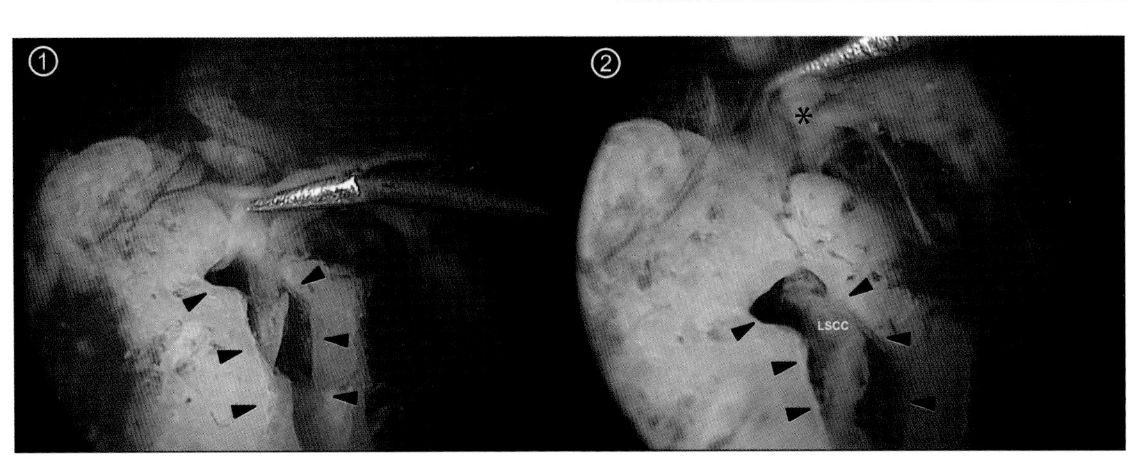

図 9. 水中内視鏡による外側半規管瘻孔の処理(右耳)
①～②：耳後切開にてアプローチし瘻孔(矢尻)上の真珠腫母膜(＊)を水中内視鏡下に処理した．ピックで膜迷路から母膜を剝離している
LSCC：外側半規管膜迷路

3．上半規管裂隙症候群の手術

上半規管裂隙症候群は，上半規管が中頭蓋窩硬膜または上錐体静脈洞に裂隙があるために，聴覚過敏や拍動性耳鳴，めまいなどの症状を訴える．所謂“3rd window syndrome”であるので，間接的に正円窓を軟骨などで補強する round window reinforcement の他，直接に裂隙を確認して被覆する resurfacing や plugging といった術式が報告されてきた．内耳への侵襲は後者になる程大きいため，症状の程度や対側耳の状態などの条件を考

慮して選択する．筆者は効果がもっとも期待されるpluggingを採用しているが，内耳侵襲を軽減するために水中内視鏡を用いている[13]．

4．半規管部分切除による錐体部へのアプローチ

長谷川ら[14]は錐体部真珠腫病変へのアプローチのため，上半規管を選択的に切除して聴力温存に成功したと報告している．また，McElveenら[15]は聴神経腫瘍に対して経迷路法変法を用い術後聴力を維持できた一例を報告したが，Magliuloら[16]が12例を追試したところ聴力温存できたのは6例(50%)であった．

筆者は水中内視鏡を用いた部分迷路切除術によって錐体部真珠腫の摘出を経験した．全5例で聾になった症例はなかったが，平均骨導聴力の悪化が10 dB以内であったのは2例のみであった．症例には蝸牛や内耳道の瘻孔のあるものも含まれており，重度の錐体部真珠腫においては完全な聴力保存は未だ困難である．

術後外来followでの注意点

アブミ骨手術，人工内耳埋込術，半規管手術はいずれも内耳の外リンパ腔を開放するため，閉鎖が不十分であると術後外リンパ瘻を生じる可能性がある．術中の閉鎖処理を丁寧に行うことも大切であり，また術後しばらくの間は急激な外圧変化をできるだけ避けたほうが無難であろう．また，アブミ骨手術は長期経過後にピストンの脱落をきたすことがあるので，聴力の悪化があれば再手術を検討する[17]．

おわりに

耳科手術において，アブミ骨，蝸牛，半規管を繊細に扱うことは内耳機能温存のために大変重要である．術者に求められることは，これらの解剖生理をよく理解していること，必要な手術手技を習熟しておくことである．後者は内視鏡やUnderwater法による観察，手術が有用であるので，その取り扱いも身につけておきたい．

参考文献

1) 假谷　伸：耳科手術解剖の基礎知識　側頭骨病理組織標本．日耳鼻会報，**124**：849-855, 2021.

2) 高橋昌寛，山本和央，小森　学ほか：Stapes Gusherを来した1例．展望，**62**：25-29, 2019.
Summary　Stapes gusherをきたしたが，アブミ骨底板を摘出することなく停止することができ，術後聴力は温存された．

3) Yilmaz T, Bilgen C, Savas R, et al：Persistent stapedial artery：MR angiographic and CT findings. AJNR Am J Neuroradiol, **24**：1133-1135, 2003.

4) 熊川孝三：アブミ骨手術時のfloating footplateへの対処法と予後．Otol Jpn, **24**：209-214, 2014.

5) Mehanna AM, Abdelnaby MM, Eid M：The Anatomy and Anatomical Variations of the Round Window Prechamber and Their Implications on Cochlear Implantation：An Anatomical, Imaging, and Surgical Study. Int Arch Otorhinolaryngol, **24**：e288-e298, 2020.

6) Anagiotos A, Beutner D, Gostian AO, et al：Insertion of Cochlear Implant Electrode Array Using the Underwater Technique for Preserving Residual Hearing. Otol Neurotol, **37**：339-344, 2016.
Summary　Underwater法は蝸牛の生理的な保護と開窓・挿入時の圧変化を最小にする点で非侵襲的な人工内耳電極挿入が可能である．

7) Wen MH, Cheng PW, Young YH：Augmentation of ocular vestibular-evoked myogenic potentials via bone-conducted vibration stimuli in Ménière disease. Otolaryngol Head Neck Surg, **146**：797-803, 2012.

8) Pender DJ：Suspensory Tethers and Critical Point Membrane Displacement in Endolymphatic Hydrops. Int Arch Otorhinolaryngol, **22**：214-219, 2018.

9) 石井哲夫：物理的特性から見た鼓膜・膜迷路の病態．東京医学社，1993.

10) Dornhoffer JL, Milewski C：Management of the open labyrinth. Otolaryngol Head Neck Surg, **112**：410-414, 1995.

11) 飯野ゆき子：手術手技とコツ　内耳瘻孔の処理．JOHNS, **9**：173-176, 2013.

12) Yamauchi D, Honkura Y, Kawamura Y, et al：Underwater Endoscopic Ear Surgery for Closure of Cholesteatomatous Labyrinthine Fis-

tula With Preservation of Auditory Function. Otol Neurotol,[Epub ahead of print], 2021.
Summary 水中内視鏡による真珠腫迷路瘻孔閉鎖術における灌流液は生理食塩水より人工髄液のほうが良い傾向がみられた.
13) 山内大輔, 川村善宣, 本藏陽平ほか：上半規管裂隙症候群における水中内視鏡下耳科手術による閉塞術の手技と利点. Otol Jpn, **30**：159-166, 2020.
14) Hasegawa J, Kawase T, Hidaka H, et al：Petrous bone cholesteatoma removed by trans-superior semicircular canal approach：long-term hearing results in three cases. Acta Otolaryngol, **132**：896-902, 2012.
15) McElveen JT Jr, Wilkins RH, Erwin AC, et al：Modifying the translabyrinthine approach to preserve hearing during acoustic tumour surgery. J Laryngol Otol, **105**：34-37, 1991.
16) Magliulo G, Parrotto D, Stasolla A, et al：Modified translabyrinthine approach and hearing preservation. Laryngoscope, **114**：1133-1138, 2004.
17) 山本　裕, 森田由香, 高橋邦行ほか：耳硬化症に対するアブミ骨手術再手術症例の分析. Otol Jpn, **23**：821-826, 2013.
Summary 耳硬化症に対するアブミ骨手術再手術症例を対象に, 聴力低下の原因と時期, 再手術時の対応とその成績を検討している.

MB ENT, 269：24-32, 2022

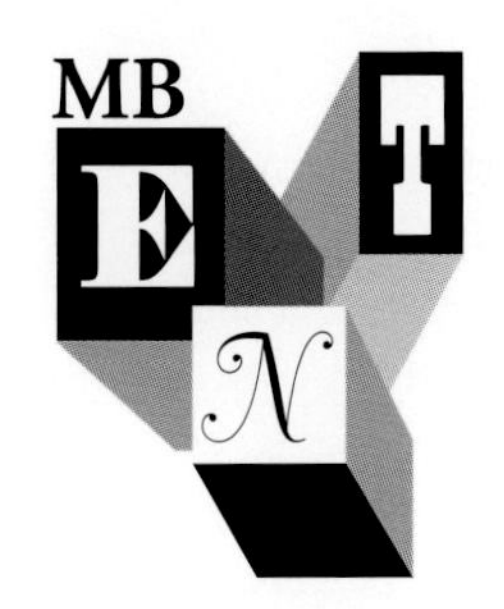

◆特集・耳鼻咽喉科頭頸部外科手術の危険部位と合併症―その対策と治療―

鼻科手術

1）鼻科手術と医原性眼窩損傷

嘉鳥信忠*

Abstract 目と鼻の先とは，すぐ近くを意味する慣用句である．文字通り薄い壁１枚しか離れていないため，手術時に時として侵襲が及んでしまう可能性がある．成書には鼻内手術のコツなどの特集は多くあるが，眼窩内損傷を起こした場合についての記載は少ない．そこで，筆者が2003年から10年間に聖隷浜松病院眼形成眼窩外科において，同耳鼻咽喉科医師との共同グループとして加療を行った42人(43側)について振り返り，検証した．医原性眼窩損傷の病態とその種類，患者に共通する症状や徴候，治療経過や，後遺症，患者の社会的背景と問題点，そして医療側の対応について解説した．すべての症例を通じて，受傷から治療開始時間まで早ければ早いほど治療成績が良いという事実は，緊急時の耳鼻咽喉科医にとって大いなる指針となることと思われる．

Key words 医原性眼窩損傷(iatrogenic orbital injury)，内視鏡下鼻副鼻腔手術(endoscopic sinus surgery；ESS)，複視(diplopia)，コネクティブティッシュセプタ(connective tissue septa)，シネモード MRI(cine mode MRI)

はじめに

眼窩は薄い骨１枚を介して鼻腔と密接している．その薄壁１枚を期せずして超えてしまうことは，鼻内手術中に必ず起きうる合併症といえる．その事態を招かないように注意することは非常に大切であるが，仮にハプニングを起こした場合，それはどのような損傷の可能性があるのか？　また損傷の程度は？　では今，どう対処すべきなのか？　予想される予後は？　などを，自身でトリアージできる知識を持っておくことはさらに重要ではないだろうか．いかなる手術にもトラブルは生じうる．ただ，そのトラブルもあらかじめ想定しておくことが重要なのは，すべての医師に共通の命題であろう．

本稿は筆者の前任地，聖隷浜松病院眼形成眼窩外科において2003～13年までの10年間に，他施設から様々な形で紹介いただいた本疾患患者総数42人(43側)について，同耳鼻咽喉科医師と合同グループとして診療を行った．この経験から得られた筆者と耳鼻咽喉科医の両方の視点から，不慮の事態をどのように判断し，どのように理解し，どう対処すべきか？　について医原性眼窩損傷の実際を供覧しながら解説する．

眼窩の解剖と医原性眼窩損傷

眼窩の構造について簡潔に述べる．眼窩組織は，眼球，外眼筋，視神経などの他に，運動および知覚神経，動静脈リンパ管が存在している．しかしながら，これらは柔らかい脂肪の塊の中に単独で存在しているのではなく，柑橘果実の断面のようにconnective tissue septaという膜様構造物によって一つひとつの組織すべてが支えられ，連携している(図１)．

Connective tissue septaの連携が破綻することで眼球運動は必ず制限(程度の大小はある)が生じ

* Katori Nobutada，〒900-0005 沖縄県那覇市天久1000　大浜第一病院眼形成眼窩外科／聖隷浜松病院眼形成眼窩外科

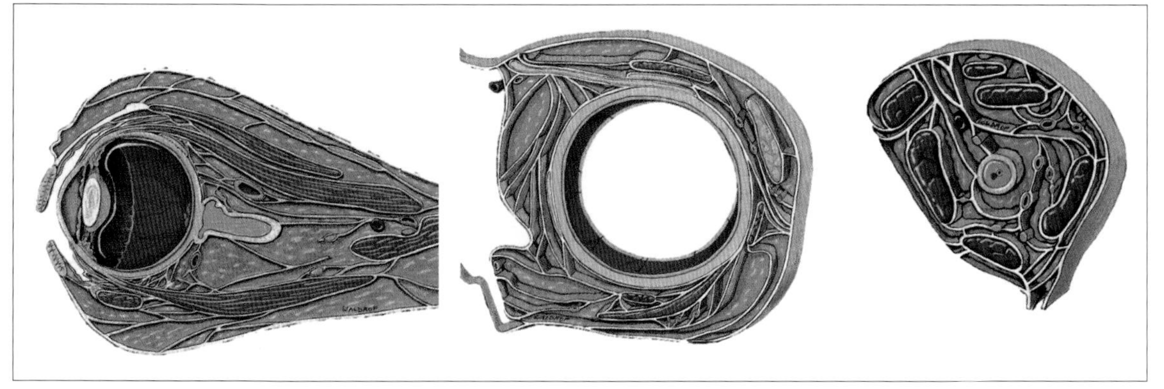

図 1. 眼窩内のすべての組織は，connective tissue septa によって支えられ，連携している（文献 1 より転載）

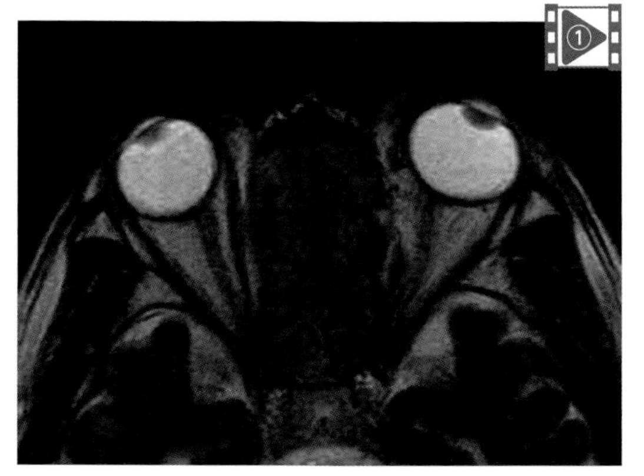

動画 1：60 歳，男性．左医原性眼窩損傷（内直筋断裂）
受傷翌日に撮像した MRI cine mode による眼球運動の状態．左眼は内直筋損傷によって外斜視のまま内転できない．右眼（健側）の眼球運動に伴って，外眼筋のみならず視神経や脂肪を含むすべての軟部組織が動いていることに注目
＊繰り返し再生になっている

こちらの QR コードより見ることができます
※ 3 回連続再生

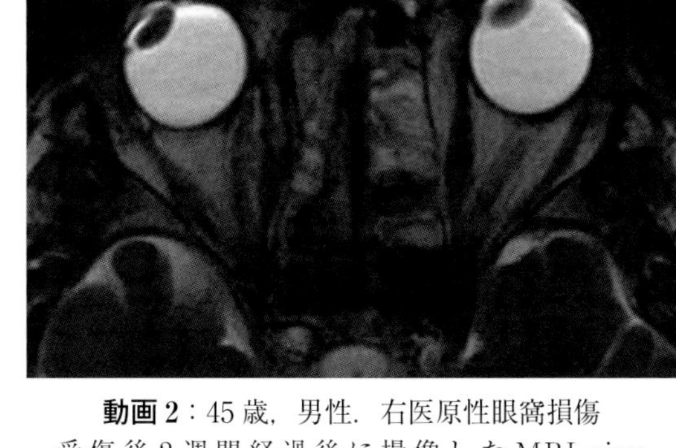

動画 2：45 歳，男性．右医原性眼窩損傷
受傷後 2 週間経過後に撮像した MRI cine mode．内直筋への直達損傷は軽微であるが，周囲の眼窩脂肪と一緒に connective tissue septa が牽引されたまま瘢痕となったため，眼球運動が著しく制限されている
＊繰り返し再生になっている

こちらの QR コードより見ることができます
※ 3 回連続再生

る．言い換えれば，外眼筋への直達障害でなくても，connective tissue septa が障害されることにより眼窩全体の動きに影響を及ぼすのである．この connective tissue septa の断裂，破綻，牽引，圧排障害の程度により眼球運動の障害の重症度が決まる．

外眼筋に直達損傷が及んでいないからといって，複視と関与しないわけではない．脂肪と一緒に，巻き込まれた connective tissue septa の牽引だけでも，十分複視をきたす原因となる．

実際，筆者らは「わずかな脂肪露出」と診断され複視との因果関係を完全否定され「原因不明」とされながら当院紹介となった患者も数多く加療している．また，前医よりご厚意でお貸しいただけた ESS 術中の動画を，筆者らが確認した数症例において，まさにイベントが起きている瞬間，術者らは共通して事態に気付くことなくしばし手術を続行していた．

出力を上げたデブリッターは切れ味も鋭いうえに，吸引・切除されている現場で見え隠れする脂肪は，篩骨蜂巣内に貯留する膿汁と色調も，感触も似ており，術者にはそれと認識されにくいようである．

また術後，吸引切除された脂肪の volume に関しても，総量わずか 1～3 mL しかないため，よほど注意深く観察しているか，吸引貯留バックに浮遊している脂肪滴に気付かない限りは見逃されやすく，また術後画像診断を行ったとしても，CT のみでは connective tissue septa の牽引などは反映されにくいので，損傷も軽度もしくは無関与と判断されやすいようである．

つまり，「わずかに骨欠損を認めるのみ」にみえる損傷は，思っている以上に高頻度に出現していることが示唆され，仮に ESS 術直後～数ヶ月後(理由は後述)に複視を訴える患者がいれば，医原性眼窩損傷の可能性があることを知っておく必要がある．

眼窩損傷を疑う徴候

1．手術中，眼窩損傷時に出現する特徴的な徴候

1）術中アラーム…心電図モニターから警報音．徐脈が主(眼心臓反射，アシュネル反射(Aschner reflex)：眼球付近の手術の際に，徐脈や不整脈，場合により心停止をきたす反射．眼球付近を走る第Ⅴ脳神経の三叉神経に刺激が加わったことで，第Ⅹ脳神経の迷走神経に影響が出て心臓にも影響を与えることで発生する)．

2）術中，突然，動脈性出血．(前篩骨動脈の損傷)，筆者らが確認できた前医での手術動画においては，動脈性出血は必発であった．

3）シェーバー使用時，術前 CT などで予測された以上の吸引物があるとき(眼窩内脂肪を吸引している可能性がある)．

4）吸引貯留バックに油滴，浮遊物があるとき(眼窩脂肪)．

2．術直後，翌日に眼窩損傷を疑う特徴的な徴候

1）麻酔覚醒後に嘔気・嘔吐(前述のアシュネル反射が出現している可能性がある)．

2）術翌日に，眼瞼腫脹，皮下出血(眼窩内での出血が原因)．

3）眼球運動時痛(術後に眼球運動時痛がある場合は，眼窩損傷の可能性がある．まして，複視があればかなり疑わしい)．

4）視力障害(健側眼を隠し，患側のみで見えるかどうか？　指数弁は確認したい)．

5）眼位異常(一見してわかる斜視を呈していれば，外眼筋の損傷を疑う)．

3．術後数日～1 ヶ月後に眼窩損傷を疑う特徴的な徴候

1）「何か見にくい，ふらふらする」(当初，複視の自覚がはっきりしないこともある)．

2）「鼻をかんだら眼が腫れた」(鼻腔側からの気腫＝眼窩との交通)．

眼窩損傷の疑い―まず行うべき検査

1）CT が必須であることは言うまでもない．眼窩の骨欠損や出血の有無，軟部組織の左右差などから大まかな診断が可能である．術翌日以降であれば，下記の眼科検査と併せて実施すべきである．

2）眼科検査．一番大切な検査は複視の有無である．まず眼科に依頼し視力検査，他覚的眼球運動検査である Hess chart と両眼単一視野検査を行う．この検査で医原性眼窩損傷は確実に診断できる．

3）2)の眼科検査では明らかに眼球運動障害を認めるが，その要因が癒着や絞扼，または麻痺によるものか？　の原因箇所同定にあたり，CT のみでは判断がつきにくい場合もある．その際は MRI による動的検査(cine mode)を行い，損傷した外眼筋などの動きを健側と比較しながら，細かく観察することで，損傷部位や程度を正確に把握することが可能となる．

眼窩損傷の疑い―画像診断での注意点

内直筋の損傷が最頻であることは言うまでもないが，内直筋のすぐ頭側に隣接する上斜筋損傷，また稀ではあるが内直筋の足側に接する下直筋損傷も併発している可能性があるので，読影時に内直筋のみの観察ではなくその周囲も見逃さないようにする．そのため，CT の撮影面にも注意した

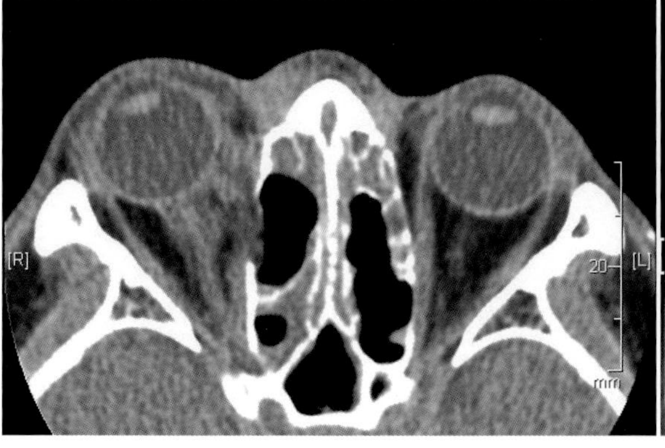

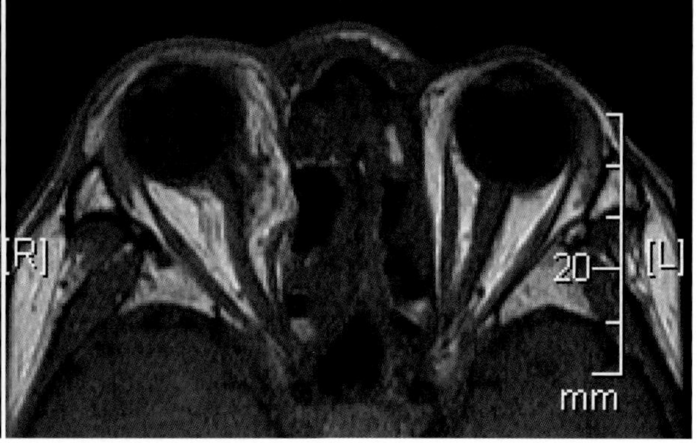

図 2. 右医原性眼窩損傷(42歳，女性)受傷後1週間，当院初診時同時に施行したCTおよびMRI
視神経の全長が入る水平面で撮ると診断しやすい．また，CTでは出血と筋のdensityが近似するためはっきりしないが，MRIでは内直筋の完全欠損が確認できる．MRIのほうがより正確な診断が可能となる．ちなみに患側視神経の鼻側への屈曲変形は，connective tissue septaの牽引によるものである

a | b

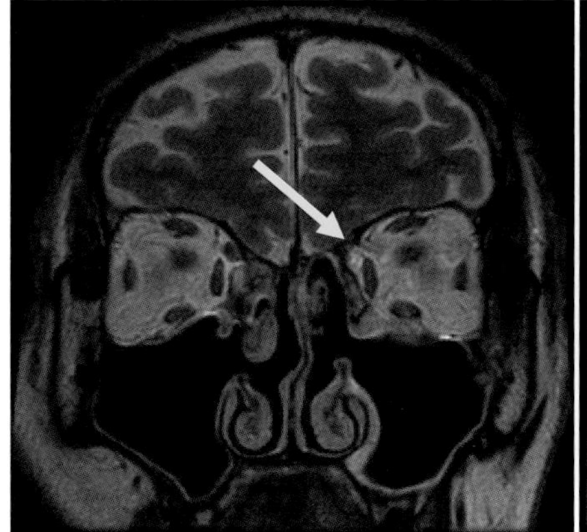

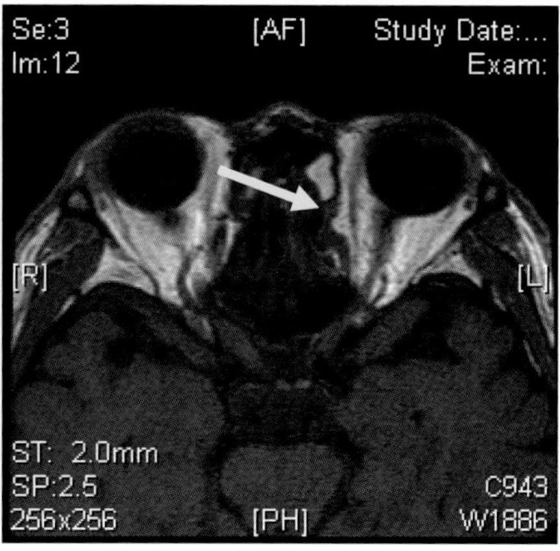

図 3.
症例1：左上斜筋損傷のMRI
冠状断，軸位断
矢印は上斜筋の位置を示す．
冠状断(a)：上斜筋が消えてみえるが，軸位断(b)：副鼻腔方向に巻き込まれている

い．頭部軸位断(水平断)では，技師の水平面作成方法(病院内での取り決めによる)によっては内直筋が2〜3枚に分割された状態で撮られることがある．損傷部位を見逃さないためには，視神経の長軸に平行(視神経が全長にわたり収まる面)に撮影されたCTおよびMRI画像(いわゆる水平断)を作成してもらうのが望ましい(図2)．

また，冠状断での診断も必須である．この冠状断は視神経に沿って作成した水平断に直交する面で作成すると外眼筋(外直筋以外の)や視神経周囲の軟部組織がほぼ直角に切れた画像が得られるため，眼窩先端部の細部に至るまでよく観察できる．

また，動画1，2のようにMRI撮像において，少しずつ被験者の注視の方向を変えて撮像し，その画像を連続再生することでcine mode MRIを撮ることができる[2]．この方法では眼球運動制限の原因箇所など，直感的に観察でき非常に有用である．

様々な医原性眼窩損傷と治療の実際

症例1：59歳，男性．左上斜筋損傷(図3)．受傷後3ヶ月経過して当院初診．初診時MRI．矢印は上斜筋損傷部位を示し，上斜筋が副鼻腔に引き込まれたまま，瘢痕固着している．上斜筋障害の場合，上下左右の動きは普通に動いているので，一見眼球運動の制限はないようにみえるが，左右の景色の回転性にズレが生じるため非常に見づらい(例，車の運転時，センターラインがクロスした2本見える)．

症例2：44歳，女性．左内・下直筋断裂・欠損(図4)．受傷後2ヶ月経過して当院初診．初診時MRI．矢印は内直筋および下直筋がともに部分欠損しており，同部周囲の眼窩脂肪の減少により，眼球が下垂している．眼球運動は特に上下が著し

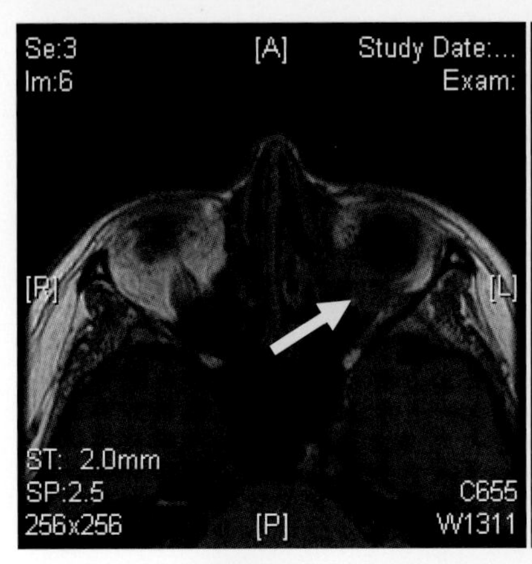

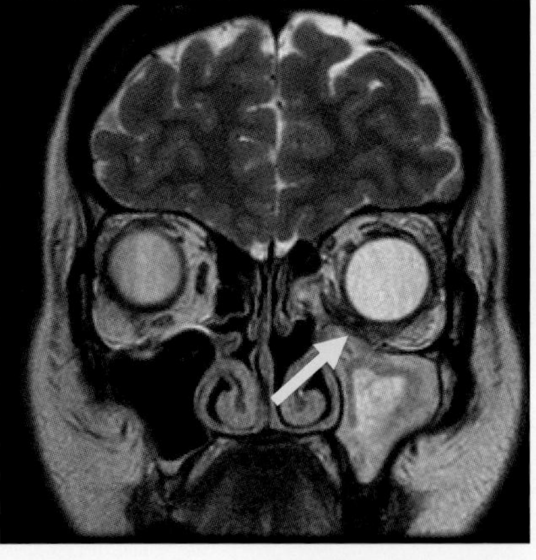

図 4.
症例 2：左内・下直筋損傷
矢印が損傷部位であるが，受傷後2ヶ月の経過によって周囲は線維化が著しく修復は困難である

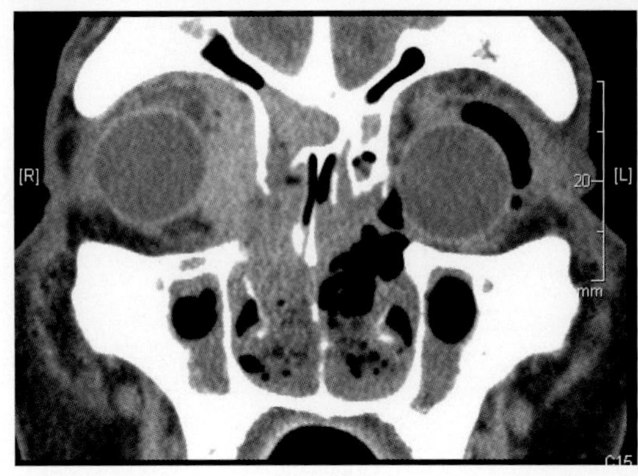

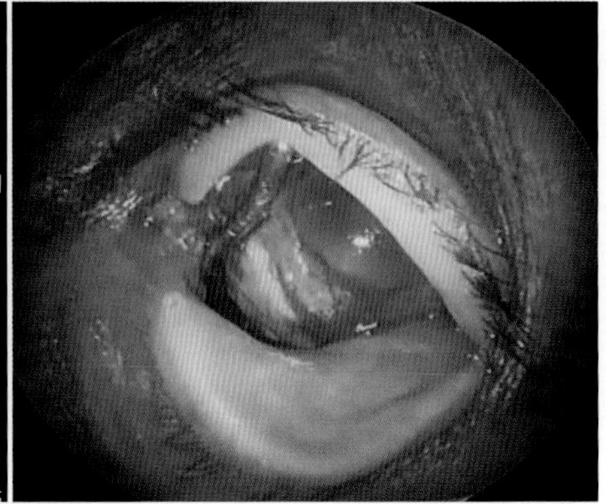

図 5. 症例 3：両側損傷例　a|b
写真は左眼．ゾンデの周囲から鼻腔内が確認できる

く制限される．下方視ができないと，書字や階段下降，家事に著しく支障をきたす．

症例 3：75 歳，男性．両眼窩損傷(図 5)．右：内直筋・上斜筋断裂，左：内直筋・下直筋・下斜筋欠損．受傷 2 日目に当院受診．CT：右眼窩内側に血腫が充満している，左眼窩では軟部組織が著しく欠損している．術中写真：左鼻腔に入れた金属棒が，左涙丘部に達している状態．右眼は圧迫性視神経症，左眼は直達損傷による視神経損傷により両眼ともに失明に至る．

症例 4：44 歳，女性．左眼窩損傷．ESS 術後より次第に複視が増悪し，明らかな外斜視になったため，受傷後 3 週間後に当院初診．初診時 cine mode MRI(動画 3)．矢印部分が損傷部位だが内直筋の断裂はないが，脂肪と connective tissue septa が絞扼されているために，眼球運動は著しく制限されている．

癒着剝離および脂肪移植，斜視手術を行い，1 年経過時の cine mode MRI(動画 4)と，術前後の眼位写真を示す(図 6)．外観上は，完全回復にみえても，Hess chart では，右方，左方視に複視野があることを示している．

このように，外眼筋への直達侵襲がない，または軽度の場合，術直後～1 週間程度は，眼球運動は正常か，もしくは軽い制限を示すこともある．眼窩内軟部組織の可動性が保たれているからである．しかし，本来眼球運動とともに可動するはずの脂肪が，鼻腔に露出している状態となり，その脂肪表面への鼻粘膜の上皮化が進むにつれ，脂肪や connective tissue septa の固定が強まり，次第に眼球運動制限が強まるケースも存在する．非日常の入院中は違和感程度であったが，退院後日常生活に戻ると，以前と見え方が違うことに気づき，そこで初めて自身の複視を自覚するようである．

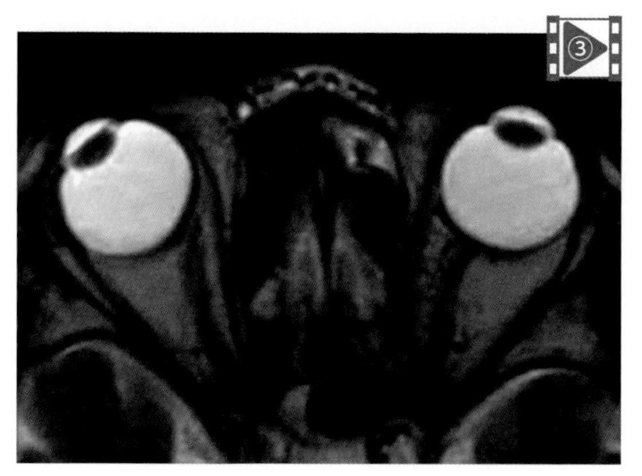

動画 3：44 歳，女性．左眼窩損傷
初診時 cine mode MR
（こちらのQRコードより見ることができます
※3 回連続再生）

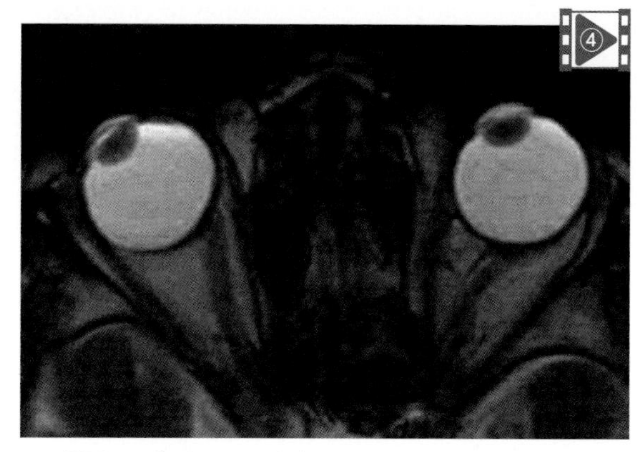

動画 4：動画 3 より癒着剥離および脂肪移植，斜視手術を行い，1 年経過時の cine mode MRI

（こちらのQRコードより見ることができます
※3 回連続再生）

a
b

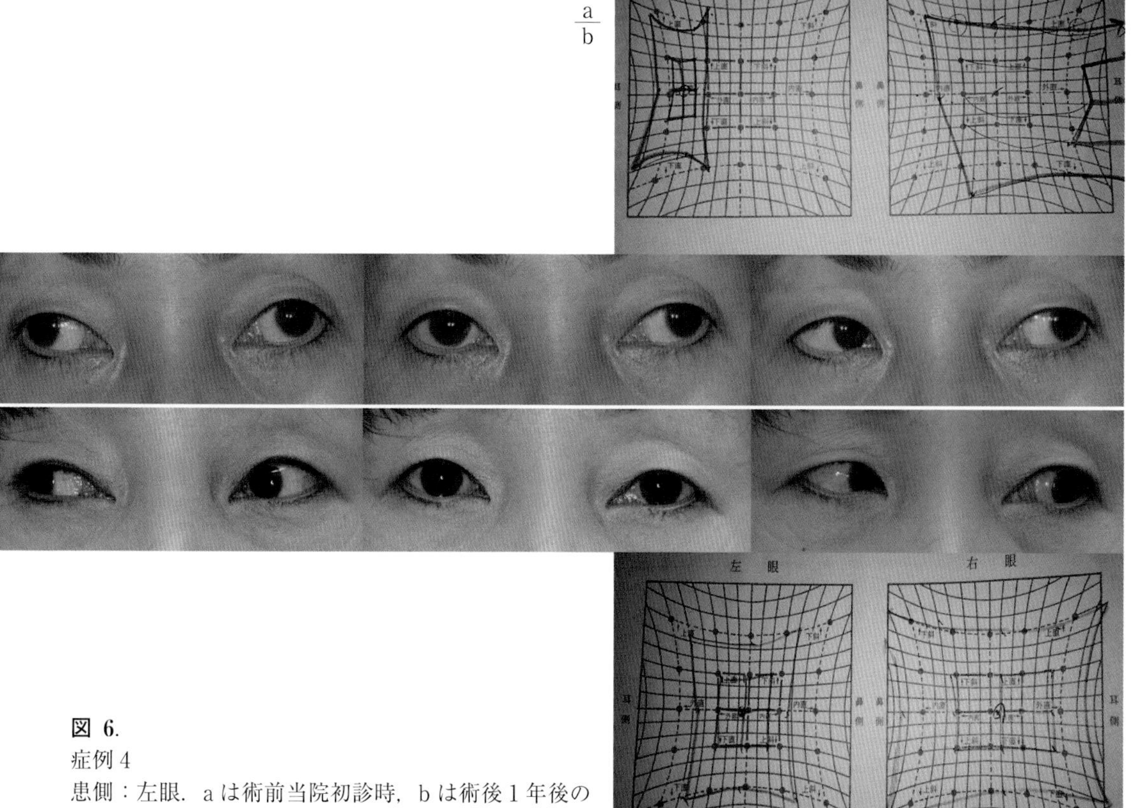

図 6．
症例 4
患側：左眼．a は術前当院初診時，b は術後 1 年後の右方，正面，左方視および Hess chart である

症例 5：61 歳，男性．ESS 術中に執刀医が眼窩損傷に気づき，翌日当院受診．術前の眼位および Hess chart では，左眼内転および単一視ができないことを示している(図 7)．術前の cine mode MRI は前述の動画 1 である．内直筋が完全断裂している．即日修復術(内直筋縫合，脂肪移植，眼窩骨折修復)を施行．その際の内直筋縫合時の動画を供覧する(動画 5)．損傷翌日の手術のため，切断された内直筋の癒着や中枢側への拘縮を認めず，周囲脂肪の瘢痕・線維化，粘膜上皮化もな

a
b

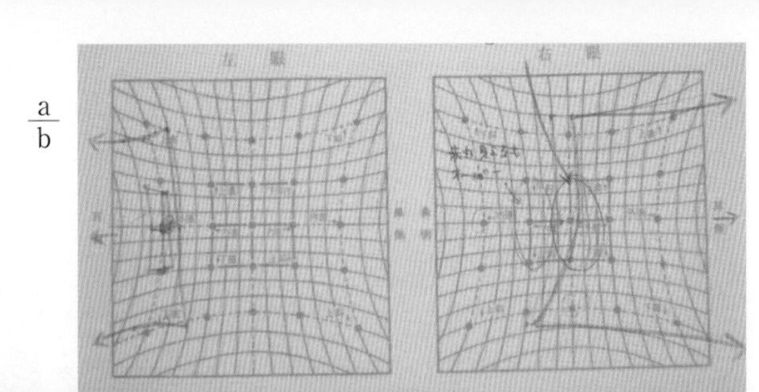

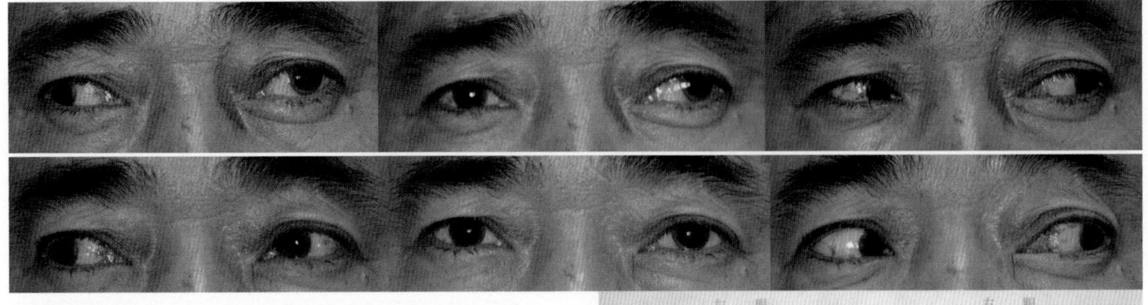

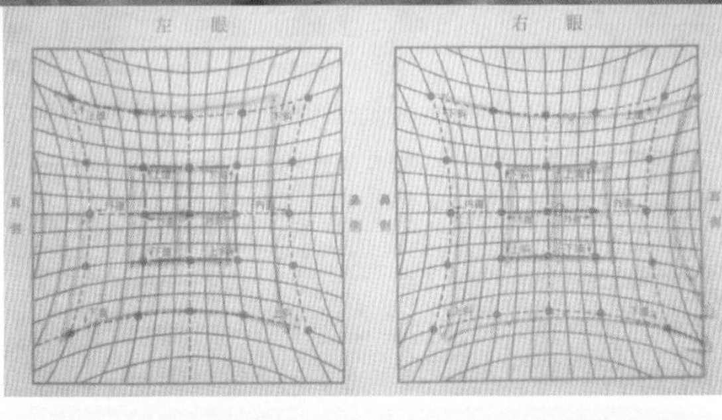

図 7.
症例 5
患側：左眼．a は術前当院初診時，b は術後 10 ヶ月後の右方，正面，左方視および Hess chart である

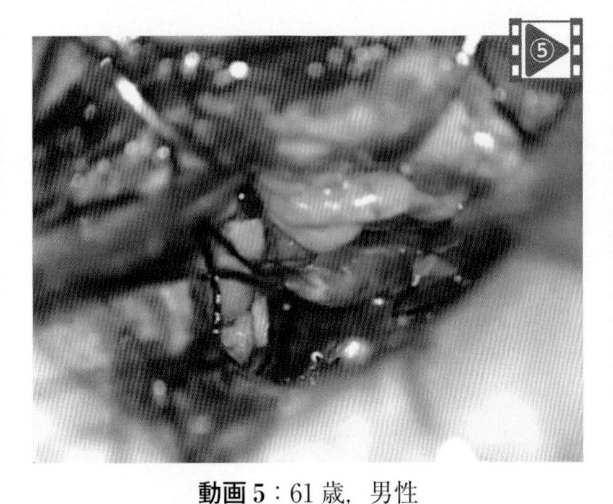

動画 5：61 歳，男性
（こちらの QR コードより見ることができます）

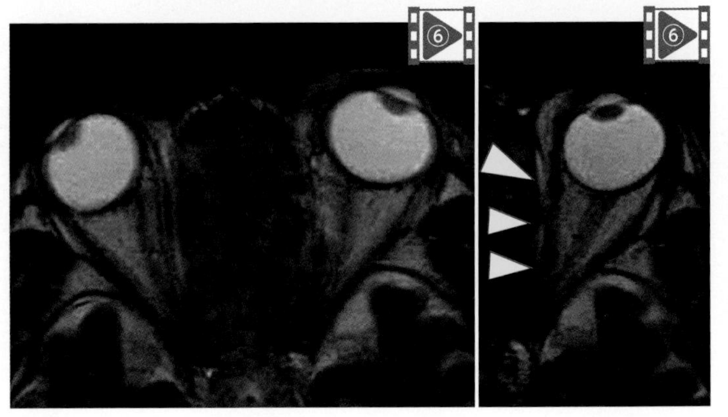

a．術前　　b．術後

動画 6：MRI kinetic study
黄色の矢尻は移植脂肪を示している

（こちらの QR コードより見ることができます
※ 3 回連続再生）

かったので，筋縫合も容易であった．術後 10 ヶ月，眼位は正位，左眼の内転は可能で，Hess chart で正常化し，日常生活に支障はない．術前および 10 ヶ月経過時の cine mode MRI（動画 6）では，確実に内転が可能となっている．

症例 6：24 歳，女性．ESS 術後 3 週間経過後，当院紹介受診．症例 5 と同部位の内直筋断裂症例（図 8）．術前後の眼位および Hess chart を示す．左眼は外斜視を呈しており，Hess chart では左右のみならず上下方向にも著しい眼球制限があるこ

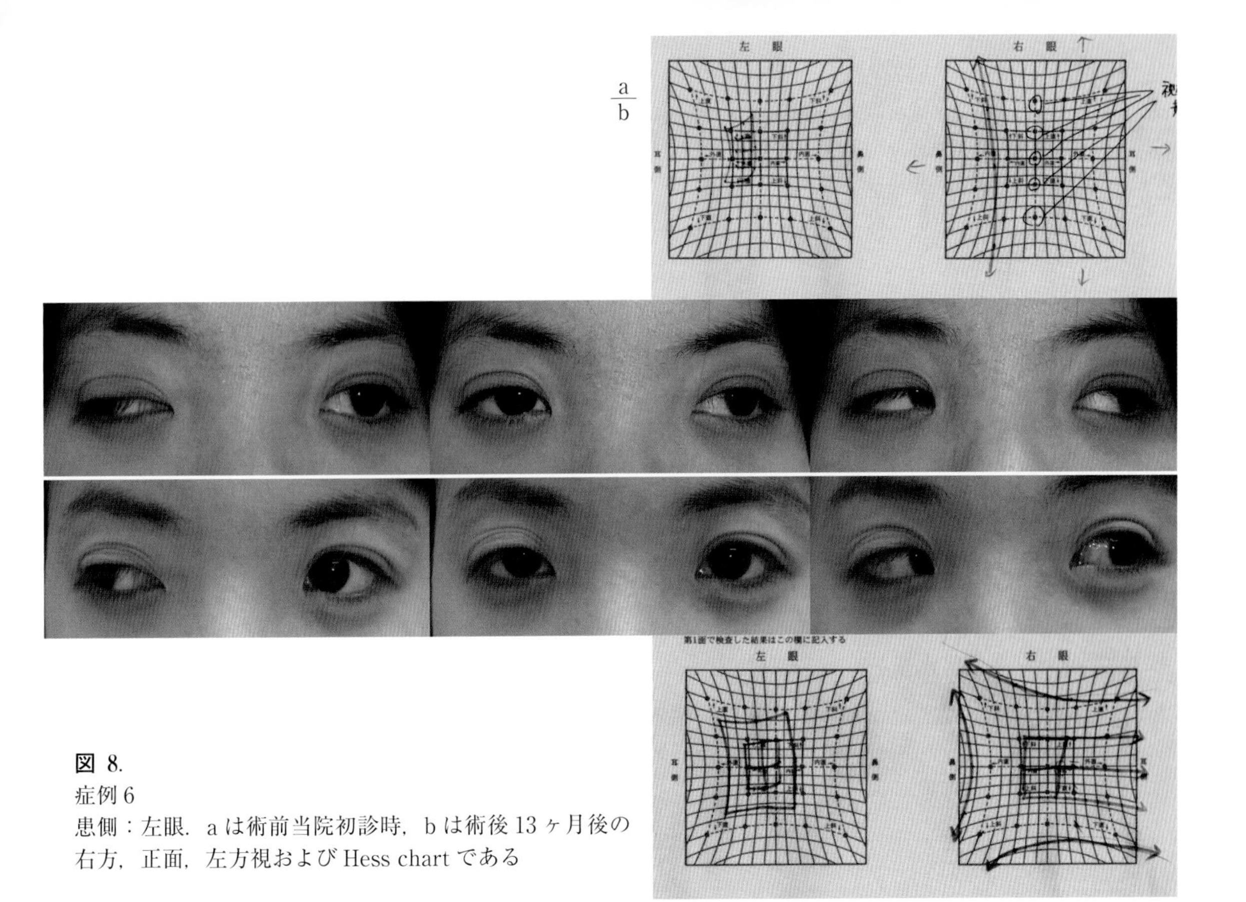

図 8.
症例 6
患側：左眼．a は術前当院初診時，b は術後 13 ヶ月後の右方，正面，左方視および Hess chart である

とを示している．

修復術時には，損傷から3週間の経過によって，切断された内直筋の癒着や拘縮などを認め，周囲の脂肪も瘢痕・線維化，粘膜上皮化により組織同定も困難を極める．筋も線維化により短縮傾向にあり難渋した(動画 7)．術後 13 ヶ月，辛うじて正面視で単一視ができるが眼球運動の制限は著しく残存している．

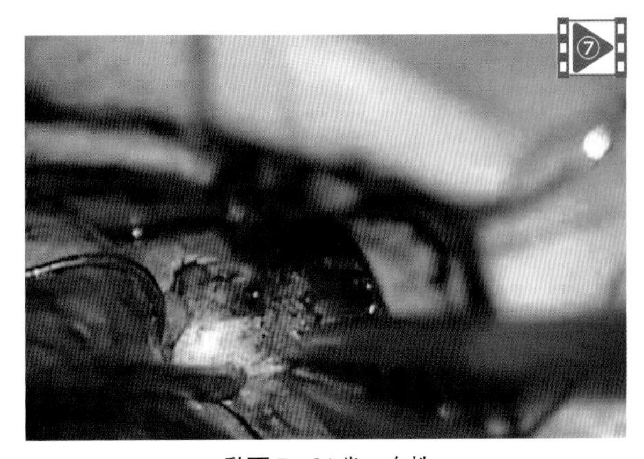

動画 7：24 歳，女性
こちらの QR コードより見ることができます

修復術後の経過と予後について

図 9 は筆者らが経験した 42 例の患者について，損傷程度による重症度と治療開始までの期間が，予後成績にどのような相関があるかを模式化したものである．損傷程度が軽い重症度分類Ⅰ)で，かつ受傷日から 3 日以内に修復術を行った場合が，もっとも術後眼球運動の回復成績が良いことを示している．興味深いのは，重症度分類Ⅰ)であっても，2 週間以上経過した群は成績が悪く，逆に重症度分類Ⅱ)であっても，3 日以内に修復できた群のほうが，はるかに良いことを考えると，治療開始時間がボトルネックであることがわかる．つまり，早期発見，早期治療が後遺症を減らすことができるということである．

治療期間と患者環境・後遺症

最終段階の治療としては，斜視手術がある．こ

Total 42 例（2003~2013）

重症度

- Ⅰ）1筋/軟部組織損傷(筋円錐外)
- Ⅱ）1筋/軟部組織損傷(筋円錐内)
- Ⅲ）2筋以上の損傷

治療までの時間

- a）3日以内
- b）4日～2週間
- c）2週間以上

良好　　　　　　　　　　　　　　　　不良

Ⅰa＞**Ⅱa**＞**Ⅰb**＞Ⅰc＞Ⅱb＞Ⅱc＞＞＞Ⅲa＞Ⅲb＞Ⅲc

図 9.
予後予測

れは，外傷による一過性の運動神経麻痺の回復を待つ期間(3～6ヶ月)を経て，最終的に獲得した視野に対して，少なくとも正面視で単一視(立体視)をさせるために行う手術である．当院初診から待機・経過観察期間を含めると治療期間は，およそ2年間を要することになる．

この間は複視の状態となり，患者のライフスタイルをかなり束縛することになる．通勤や業務での自動車運転は難しく，外観上や整容的な観点を含めると，サングラスや眼帯装用して従事できる業務以外の就労はかなり難しい．また，すべての治療が終了してから精算するからといわれ，通院交通費や治療費に相当する分などの経費に対しても，自費での立て替えを指示される事業者も少なからず存在するため，収入面でも圧迫されているケースが多い．また，症状固定時の後遺症に関しても，難聴と同様，片眼視力が正常であれば，仮に片眼失明したとしても身体障害者として認定はされることはない．

事故が起きた場合，どうすればよいのか？

まずは，画像検査で大まかな状況を確認し，かつ眼科医，眼形成外科医に迅速に相談し，視機能検査や眼球運動精密検査を施行してもらうことである．いたずらに経過観察は前述のように後遺症を増悪させる原因となり得る．病態が明らかになった時点で，医療安全委員会などに報告し，今後の個人・病院としての対応も含めて，検討していただきたい．

まとめ

周知のごとく，吸引しながら対象をカッティングするシェーバーはしばしば死角になることもあり，「気がつかないうちに事故が起きてしまっていた」というのが多くの執刀医後日談である．また，事故を起こすのは10年目くらいの中堅からベテラン医師に多く，また単独で執刀している場合に，そして左眼窩に事故は起きやすい傾向があったことは注記しておく．起きてしまった事故は仕方ないが，その後の対応に最善を尽くしてほしいと願ってやまない．我々は可能な限り協力していきたい．

謝　辞

本稿すべての症例において，診療および手術に携わっていただき，耳鼻咽喉科専門的な知識を直接ご指導いただきました袴田桂医師(元聖隷浜松病院耳鼻咽喉科部長および頭頸部顎顔面再建外科センター長，現はかまだ耳鼻科院長(静岡県磐田市))に，心より感謝申し上げる．

参考文献

1）Jonathan JD：Atlas of Clinical and Surgical Orbital Anatomy. WB Saunders, 1994.
2）西田保裕，可児一孝，絵野尚子ほか：MRI を用いた眼球運動の研究―Cine mode MRI による眼球運動動態の観察―．神経眼科，**6**(4)：416-421, 1989.

〈動画の閲覧方法〉
よりわかりやすく解説いたしたく実践に役立つ動画を7本掲載しています．動画マークのあります写真下に掲載のQRコードより，スマートフォン，タブレット端末より直接見ることができます．また，全日本病院出版会のHP(https://www.zenniti.com/)の“わかりやすい動画コーナー”および雑誌 ENTONI No. 269 の案内ページよりご覧の際はパスワード画面にてパスワード【mbent269_katori】を入力いただけますとご覧いただけます．

MB ENT, 269：33-37, 2022

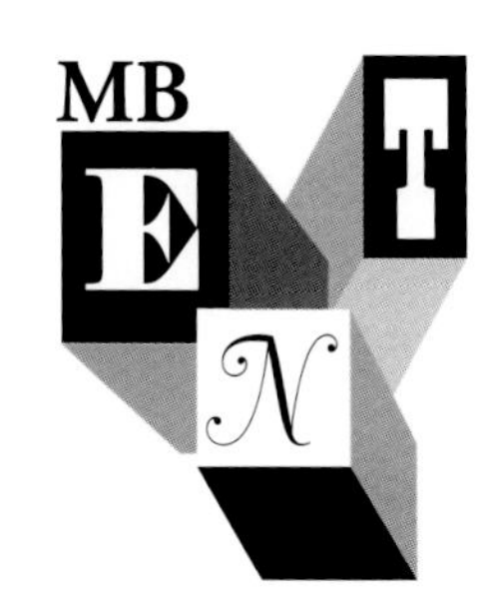

◆特集・耳鼻咽喉科頭頸部外科手術の危険部位と合併症―その対策と治療―

鼻科手術
2）前頭洞，前頭蓋底

山﨑一樹[*1]　花澤豊行[*2]

Abstract　頭蓋底切除を要する鼻副鼻腔手術は全例で開頭が必要であったが，近年では，腫瘍の局在によっては内視鏡下前頭蓋底手術が行われるようになってきた．内視鏡下前頭蓋底手術は，開頭手術と比較して低侵襲ではあるが，重篤な合併症を起こしうる手術であり，押さえなければならないポイントがある．この稿では，術前プランニング，手術の実際，危険部位と対応，術後の注意点および外来 follow に分けて解説する．各々を確実に把握することで通常の内視鏡下鼻副鼻腔手術にも共通する危険部位と合併症の回避につき理解し，安全かつ確実に手術を行うための認識を深めたい．

Key words　内視鏡下前頭蓋底手術(endonasal skull base surgery)，前篩骨動脈(anterior ethmoid artery)，髄液漏(cerebrospinal fluid)，有茎鼻中隔粘膜弁(vascular pedicle nasoseptal flap)，大腿筋膜(fascia lata)

はじめに

この稿では，近年実施施設が広がりつつある「内視鏡下前頭蓋底手術」について詳述することで，日常診療において ESS を行ううえで危険領域と合併症への対応を理解していただくことを目的とする．

頭蓋底切除を要する鼻副鼻腔腫瘍は，以前は全例で開頭が必要となり，極めて高侵襲な手術であった．1997 年に下垂体腫瘍に対する手術として，内視鏡下前頭蓋底手術が報告され[1]，その後，少しずつ悪性腫瘍に対しての報告も増えてきている．内視鏡用カメラ，ドリルシステム，手術器具の著しい進歩が安全かつ確実な手術を可能にしてきた背景があり，当科でも2011年より鼻副鼻腔悪性腫瘍に対する内視鏡下前頭蓋底手術を導入し今日に至る．開頭手術と比べて低侵襲になったとはいえ，押さえるべきポイントを軽んじては，大きな合併症を起こしうる手術であり，本稿では，内視鏡下前頭蓋底手術の術前プランニング，手術の実際，危険部位と対応，術後の注意点および外来 follow の順で解説する．

術前計画

あらゆる手術に対して共通するが，まず，安全かつ確実に手術を行うためには術前計画をしっかり立てることが不可欠である．内視鏡下前頭蓋底手術に関しては，「ワーキングスペースの確保」「確実なマージンをつけての腫瘍切除」「確実に漏れのない髄液漏閉鎖」を軸に計画を立てることになる．

1．ワーキングスペースの確保

腫瘍切除の最終目的は，下記に記すように腫瘍茎を確実なマージンをつけて切除することにある．そのためには，腫瘍茎の部位に達し，さらには腫瘍茎を安全に切除するために，内視鏡や手術

*1 Yamasaki Kazuki，〒260-8670 千葉県千葉市中央区亥鼻 1-8-1　千葉大学大学院医学研究院耳鼻咽喉科・頭頸部腫瘍学，助教
*2 Hanazawa Toyoyuki，同，教授

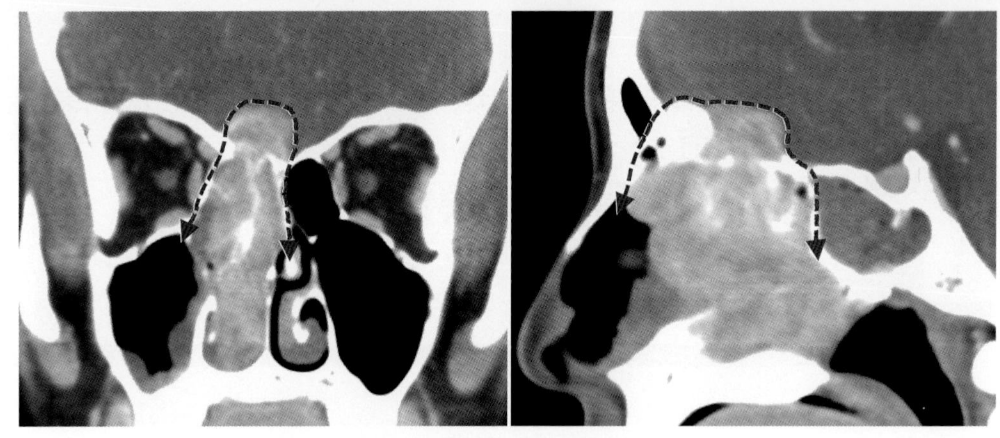

図 1. 内視鏡下前頭蓋底手術の適応範囲(赤点線)
前方は前頭洞後壁(鶏冠前方), 後方は蝶形洞前壁, 横方向は眼窩内側となる.
この症例では, 天蓋方向は軽度の脳浸潤までを切除範囲としている

器具を十分に操作できるワーキングスペースが必要となる. 鼻中隔の切除や篩骨洞の郭清, 中甲介や上甲介の切除, medial maxillectomy, Draf Ⅲ型などを組み合わせて選択し, 計画を立てなければならない.

2. 確実なマージンをつけての腫瘍切除

初めに内視鏡下前頭蓋底手術にて頭蓋底をどこまで切除できるかを知っておかなければならない. 我々の指標では, 前方は前頭洞後壁, 後方は蝶形洞前壁, 左右は眼窩内側, 硬膜浸潤や軽度の嗅索や脳浸潤までが切除限界と考えている[2]. つまり, マージンを加味してその範囲で切除できる腫瘍が内視鏡での頭蓋底切除の限界となる(図 1). 確実に腫瘍茎を切除するために, 腫瘍を分割切除する可能性も考慮しておく必要がある.

3. 確実に漏れのない髄液漏閉鎖

腫瘍切除と並んで重要なのが, 確実な髄液漏閉鎖である. あらかじめ, 頭蓋底や硬膜の欠損の大きさがどれくらいかを予測しておき, 何を用いて再建をするかを考えておかなければならない. 欠損の大きさにより, 遊離粘膜, 遊離脂肪, 大腿筋膜と必要な材料は変わってくる. さらに, それらを被覆する粘膜弁が必要になることも多く, 2006年に Hadad らが報告した有茎鼻中隔粘膜弁は安定した血流と幅広いボリュームを有するため非常に有用な粘膜弁として広く使用されている[3].

手術の実際

内視鏡下前頭蓋底手術のもっとも良い適応である嗅神経芽細胞腫の手術につき, 腫瘍切除から頭蓋底再建までの流れを示す.

1) 確実に頭蓋底切除を要する症例の場合, あらかじめ健側の有茎鼻中隔粘膜弁を挙上した後に, 粘膜弁を愛護的に上咽頭に落とし込んで保管しておく. 頭蓋底前方の予定切除ラインが前頭洞後壁の鶏冠付着部の前方程度ならば, 通常の鼻中隔粘膜弁で十分に被覆できるが, さらに前方までの被覆が必要な場合は, 蝶口蓋孔付近まで粘膜弁の茎を剝離する必要がある[4].

2) 腫瘍切除部位に達するためには, どういったアプローチ方法をとるかが大事になる. 患側だけでなく, 健側からのアプローチが必要と判断されるならば, 鼻中隔の開窓が必要であり, ドラフの手術による前頭洞の単洞化や中甲介切除, 必要に応じて medial maxillectomy を行い, 手術のためのワーキングスペースを確保する.

3) 腫瘍の基部を確実に同定するために腫瘍の部分切除を行う. 我々はなるべく腫瘍の播種を防ぐ目的で電気メスでの分割切除を行っている.

4) 天蓋にアプローチし, 前篩骨動脈の切除(クリッピングや焼灼)を行ったうえで, 天蓋切除を行う. 切除はドリルにて行い, 後方から前方方向に切除していき, 最後に鶏冠前方で左右の切開線を合流させる. 手術は臥位で行うため, 出血や

髄液漏は背側(後方)へ流れていくので，クリアな術野を保つためには後方から前方へ切除していくことが理にかなっている．天蓋骨を切離したうえで，硬膜を全周切断し，大脳鎌を切離していく．嗅球や嗅索は腫瘍の進展範囲によって切断場所を変えなければならない．

5）腫瘍の摘出後には，頭蓋底および硬膜の再建が必要である．当科では大腿筋膜を2枚採取し，inlay，underlay に筋膜を入れ込んだ後に鼻中隔粘膜弁にて被覆している．粘膜弁の縫合はしておらず，フィブリン糊を用いて貼付する．そのうえでキチン創傷保護材や軟膏付きガーゼを押し当てている．キチン創傷保護材や軟膏付きガーゼは，粘膜弁を支えるのが目的であるため，挿入時には圧が均等になるように，さらには圧迫しすぎないように注意が必要である．

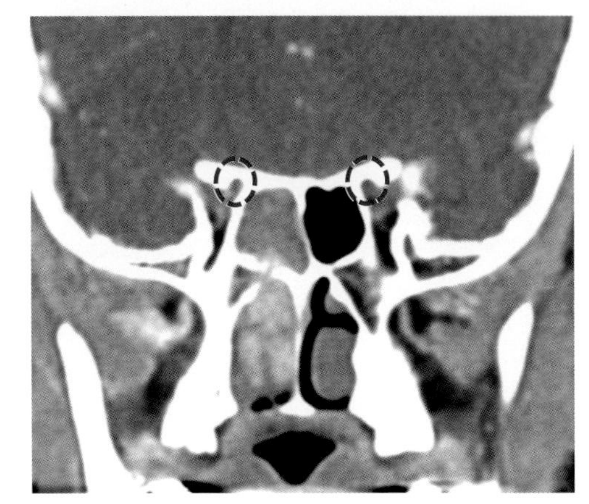

図 2． 蝶形洞前壁のレベルの冠状断 CT
赤点線は両側の視神経管になる

危険部位

内視鏡下前頭蓋底手術における注意を要する部位について述べたい．一般的なESSでも注意しなければならない眼窩内側壁，特に内側壁の骨膜損傷や不用意な粘膜操作による出血はもちろん気をつける必要があるが，頭蓋底を切除する時に必ず避けられない処置として，篩骨動脈の切断がある．

篩骨動脈の出血自体は，出血点さえ見間違えなければバイポーラーで十分止血可能である．しかし，頭蓋底切除の際は，確実に止血したうえで切断する必要があり，不用意な篩骨動脈の切断によって眼窩内で出血してしまった場合には，視力障害などの重篤な合併症を引き起こしかねない．特に，前篩骨動脈は，眼窩骨膜下で切除するのか天蓋部で切除するのか，止血や切除の道具は何を使うのかを考えておく必要がある．当科では天蓋部で切除する場合は，基本的にはバイポーラーにてしっかりと凝固止血したうえで切断し，眼窩内側壁の骨膜下で切除する場合は，血管クリップでの止血後に切断している．

内視鏡下頭蓋底切除での難易度が高い処置として，頭蓋底後方の切除が挙げられる．切除の後方限界である蝶形洞前壁には，外側より視神経管が寄ってきており，視神経損傷の危険がある(図2)．術前に画像にて onodi cell の存在を含め，視神経管の走行を確認しておかなければならない．

頭蓋底骨と硬膜を全周切除後に，前方から後方へと大脳鎌を切離していくことになる．大脳鎌は出血する部位なので，止血しつつ切断していく必要がある．また，脳表面からの出血が起こることもある．大抵はバイポーラーなどでの焼灼で止血されるが，どうしても止血できない場合は，開頭せざるを得ない．そのためには，可能ならば内視鏡下手術にも精通している脳外科医へ事前に協力の依頼をしておくと安心である．

術後の注意点

手術終了後，帰室する前に頭部CTを撮影する．帰室後は4日間のベッド上安静(ベッドアップ30°程度まで)と，息こらえの禁止をお願いし，硬便にならないように適宜，緩下剤を使用している．これらはすべて，髄液圧を上げないための対策である．術後4日目に改めて頭部CTを撮影し，術直後の頭部CTよりも気脳症が改善していることを確認したうえでフリーの歩行を許可している．4日目のCTにて気脳症は大幅に改善していることが多い(図3)．この時点で気脳症の悪化を認めた場合は髄液漏の存在を強く疑わなければならない．

術後7日目で鼻内のキチン創傷保護材や軟膏付

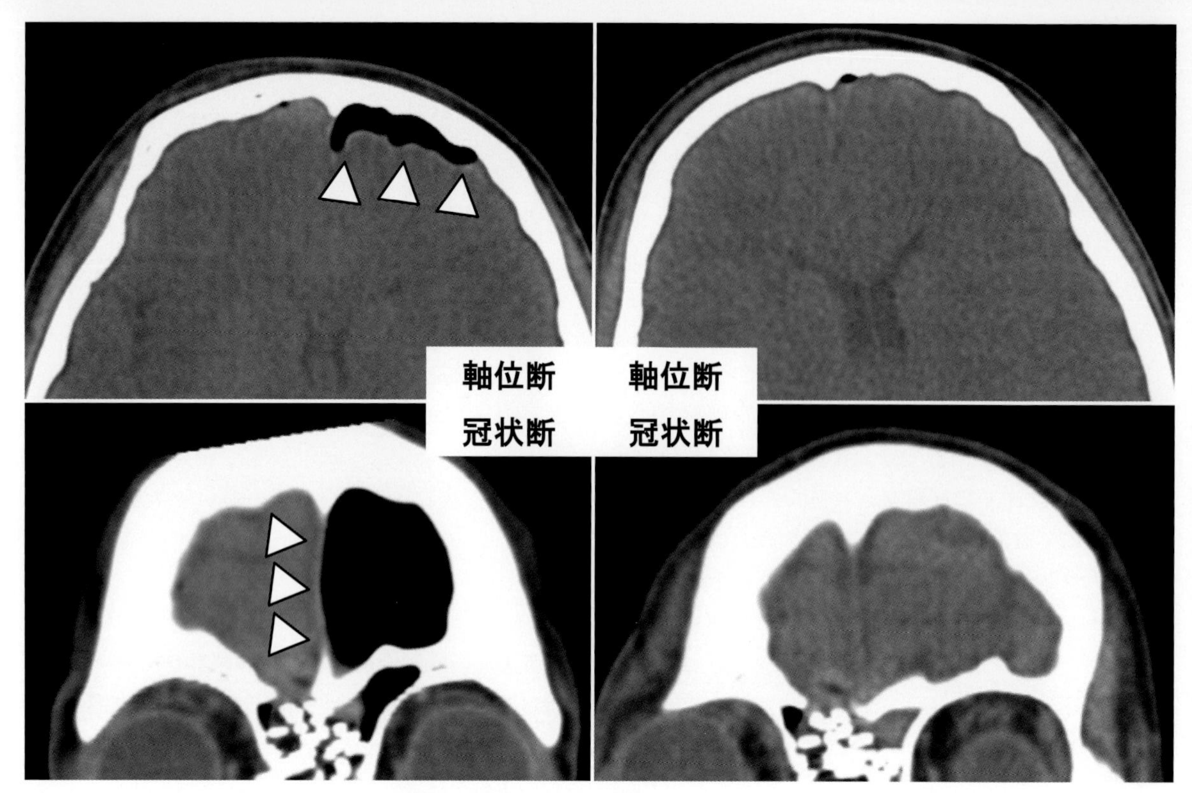

図 3． 手術直後(a)，手術４日目(b)のCT　a|b
手術直後にみられた気脳症(矢頭)は，手術４日目にはほぼ消失している

きガーゼを全抜去し，内視鏡にて鼻内に髄液漏がないことを隅々まで観察している．髄液漏を認めなければ，改めて軟膏付きガーゼを挿入してさらに７日後に抜去し，退院を検討している．

癌の組織型や永久病理診断による切除断端の評価によっては，術後の放射線治療や抗癌剤治療も検討される．タイミングとしては，天蓋再建部の創傷治癒がある程度完成した術後1〜2ヶ月を目安に放射線治療を開始している．

外来 follow

退院後しばらくは1〜2週間毎に外来通院してもらい，鼻内の感染痂皮の除去や手術時に開放した各副鼻腔の吸引洗浄を行う．感染による粘膜の浮腫，さらにそれに伴う創傷治癒遅延をなるべく起こさないようにするためである．鼻内環境が落ち着き始める退院後１ヶ月ほどより，患者さん自身による鼻洗浄を開始してもらっている．髄液漏閉鎖部位の創傷治癒としては，もう少し早い洗浄開始も可能とは考えているが，鼻洗浄を始めるとどうしても鼻をかみたくなるため，個人的にこの時期からの開始としている．

鼻内術創の安定とともに，癌のフォローとしての定期通院期間に移行する．術後1年目は1〜2ヶ月毎の診察となる．

おわりに

内視鏡下前頭蓋底手術の重要なポイントについてまとめた．内視鏡下に前頭蓋底を安全に切除するためには，術前から綿密な計画を立てる必要がある．術中も内視鏡下という限られた視野とデバイスの中，危険部位を安全に対処したうえで確実に腫瘍を切除し，さらに漏れのない頭蓋底再建を行わなければならない．また，髄液漏対策は術中だけではなく，病棟に帰室後にも注意する必要がある．

この稿が内視鏡下前頭蓋底手術の一助になれば幸いである．

参考文献

1) Jho HD：Endoscopic endonasal transsphenoidal surgery：experience with 50 patients. J Neurosurg, **87**：44-51, 1997.
2) 花澤豊行：経鼻内視鏡下手術を行った鼻副鼻腔悪性腫瘍症例の臨床的検討．頭頸部外科, **24**(3)：249-253, 2015.
3) Hadad G, Bassagasteguy L, Carrau RL, et al：A novel reconstructive technique after endoscopic expanded endonasal approaches：vascular pedicle nasoseptal flap. Laryngoscope, **116**：1882-1886, 2006.

Summary 蝶口蓋動脈の枝を血管茎とする血管付き有茎鼻中隔粘膜弁により，経鼻頭蓋底手術後の髄液漏の発生率が大幅に減少したことが報告された．
4) 中川隆之：有茎鼻粘膜弁と頭蓋底再建．内視鏡下鼻副鼻腔・頭蓋底手術—CT 読影と基本手技第２版．医学書院, 2019.

MB ENT, 269：39-45, 2022

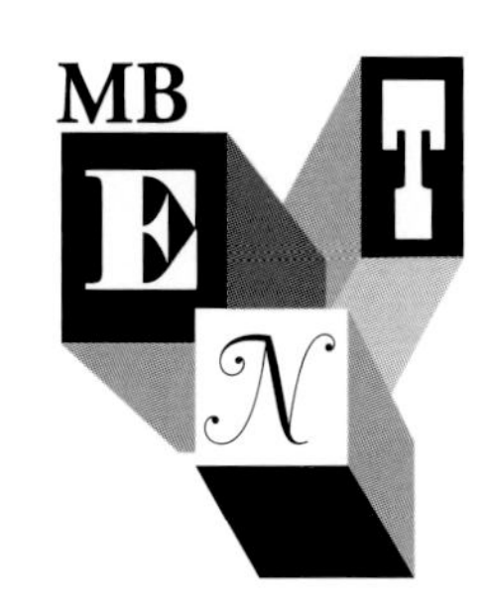

◆特集・耳鼻咽喉科頭頸部外科手術の危険部位と合併症―その対策と治療―

鼻科手術
3）蝶形骨洞

田中秀峰*

Abstract 鼻科手術において蝶形骨洞は前鼻孔からみて最深部にあり，視認性や操作性において経鼻内視鏡がもっとも威力を発揮する部位である．蝶形骨洞の周囲には，視神経や内頸動脈，トルコ鞍，海綿静脈洞と接しており，そこに含まれる脳神経やVidian神経とも近接している．こうした頭蓋底構造物と蝶形骨洞との位置関係をまず理解し，それらがどのように内視鏡で見えるのかも見慣れておく必要がある．これらの重要構造物を損傷すると致死的出血を含む大量出血や視機能障害などをきたすため，手術中はこれらを回避するような操作が求められる．よって，蝶形骨洞手術時の危険部位または操作方向は，蝶形骨洞の外側および後方（背面）であり，良好な視野の確保と安全な操作方法が必要となる．視神経損傷や内頸動脈損傷を起こしてしまうと，術後に重大な後遺症をきたす可能性が大きく，周術期にできることを解説する．

Key words 蝶形骨洞自然口（natural ostium of sphenoid sinus），視神経管（optic canal），内頸動脈（internal carotid artery），視神経-内頸動脈陥凹（optico-carotid recess；OCR），蝶形骨洞中隔（septum of sphenoid sinus）

はじめに

1．蝶形骨洞手術

蝶形骨洞手術は，副鼻腔炎や嚢胞性疾患に対して，病変の除去とその後の換気排泄ルートを維持したい場合や，鼻副鼻腔の腫瘍性病変の切除や下垂体腺腫をはじめとする頭蓋底腫瘍切除の際の広いワーキングスペースを確保するために行われる．鼻科手術において蝶形骨洞は前鼻孔からみて最深部にあり，視認性や操作性において経鼻内視鏡がもっとも威力を発揮する部位である．しかし，蝶形骨洞の周囲は，視神経や内頸動脈，トルコ鞍，海綿静脈洞と接しており，これらを損傷すると重大な後遺症をきたす可能性が大きい．また，最深部にあるため，出血した血液が流れ込みやすく視野が悪くなったり，前鼻孔から遠いところでの器具操作は安定性や正確性を欠きやすくなったりする．こうした領域の手術には，内視鏡解剖の理解と安全を確保する操作方法が必要である．

2．蝶形骨洞周辺の解剖

蝶形骨洞はどのような位置にあるかを，まず頭蓋骨モデルや解剖図譜などを利用し，外観で一度確認してみるとよい．副鼻腔を構成する前頭骨，篩骨，上顎骨の後方に位置しており，他の手術操作部位に比べるとはるかに深いことがわかる．3Dモデルがあれば，梨状口縁から蝶形骨洞前壁まで器具を通すと，いかに遠いか，そしてその操作性の悪さも実感できる．蝶形骨の外観を見ると，蝶形骨洞の周囲には，外側下方に翼状突起，外側に大翼，後上方に小翼などの突起があり（図1），それらが，翼口蓋窩や側頭下窩，眼窩，視神経，上眼窩裂と接している．また，小翼や蝶形骨洞の上壁と前頭蓋窩の位置関係，大翼や蝶形骨洞

* Tanaka Shuho，〒305-8575 茨城県つくば市天王台1-1-1 筑波大学医学医療系耳鼻咽喉科・頭頸部外科，講師

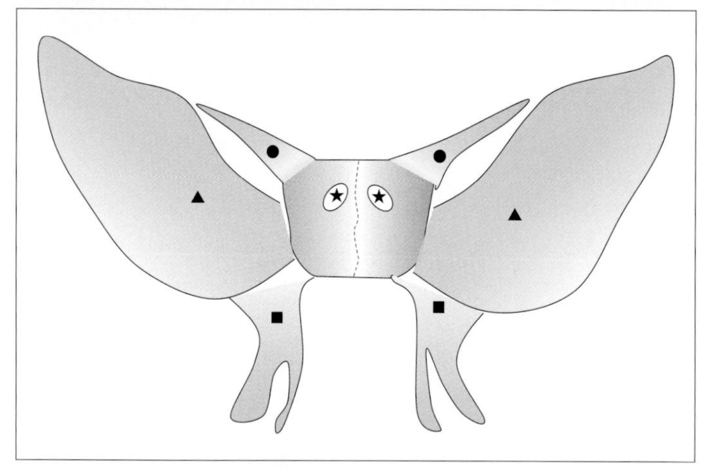

図 1.
蝶形骨前面
正中には蝶形骨稜(破線)があり，その外側に蝶形骨洞自然口(★)がある．蝶形骨洞の周囲に，翼状突起(■)，大翼(▲)，小翼(●)がある

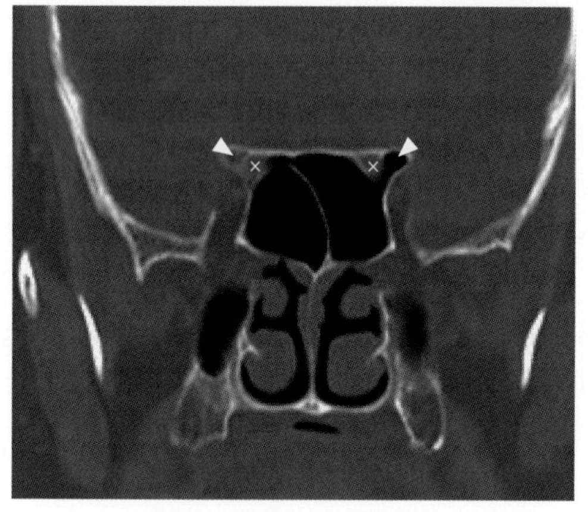

図 2. 単純 CT(前額断)
視神経管(×)の外側上方には，小翼から伸びる前床突起(矢尻)がある．右は視神経管の外側上方の前床突起には含気がないが，左は含気がある．鼻内視鏡では，視神経管が蝶形骨洞にかなり突出してみえる

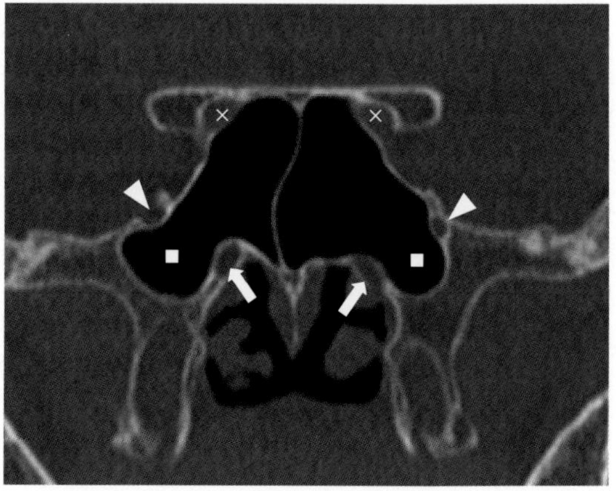

図 3. 単純 CT(前額断)
側窩(□)は，正円孔(矢尻)と翼突管(矢印)に挟まれている
視神経管(×)

後壁と中頭蓋窩の位置関係を確認して，頭蓋側のイメージをもっておくと，内視鏡操作時に頭蓋底のどのあたりを操作しているか把握しやすくなる．

次に，蝶形骨洞内からみた内視鏡解剖の確認を行う．蝶形骨洞自然口は，前壁正中部の隆起である蝶形骨稜の上外側のやや離れた位置にある(図1)．蝶形骨洞前壁を削除すると，上壁には前頭蓋底があり，外側壁には眼窩尖部や上眼窩裂に接する．下壁は，かなり分厚い骨で上咽頭粘膜と相対している．後壁には，上外側部に視神経管があり，その下方には内頸動脈隆起や海綿静脈洞があり，正中にはトルコ鞍など重要構造物が面している．

蝶形骨洞を開放してみえてくる解剖構造は，症例の年齢や含気状況に大きく左右される．よって，術前に CT でよく読影しておくことが大切である．前額断 CT(図2)をみると，眼窩から後方にスライスを進めたときに眼窩尖から上方内側に向かう軟部組織が視神経であり，その周囲の骨が視神経管である．視神経管の上外側にあるやや厚い骨組織が，小翼から後方に突出する前床突起である．ここに含気があれば，内視鏡で蝶形骨洞内をみた時に視神経管がかなり突出してみえ，含気がない場合でも，視神経管内側の蝶形骨洞面での突出程度をみておくと術中の位置確認に役立つ．症例によっては骨がかなり薄く，欠損していることもあり，洞内操作において損傷するリスクを把握しておく．また，蝶形骨洞前方の外側壁には，眼窩尖や上眼窩裂に接していることも確認しておく．

次に，蝶形骨洞の発育について，外側には側窩と呼ばれる窪みまたは含気腔があり，症例によりこの大きさに差がある．側窩の上外側の壁内に丸い軟部組織が通る管があり，三叉神経第2枝の上顎神経が通る正円孔である(図3)．また，側窩の下内側壁内にも丸い軟部組織が通る管がある．これは，翼口蓋窩から伸びる翼突管(Vidian)神経と動静脈の束が通る翼突管である．前方では一つの管であるが，後方に向かうにつれ2つに分かれ，外側に向かうものが翼突管で，内側に向かうものは，翼口蓋窩から枝分かれする咽頭神経や咽頭動静脈を通す口蓋鞘突管(palatovaginal canal)である．翼突管を後方に追うと，その内側に内頸動脈の陰影がみえ，翼突管が内頸動脈の外側面に向かうことがわかる．

次に，軸位断CTを尾側から順にみていくと，上顎洞と蝶形骨洞の間の軟部組織である翼口蓋窩から後方にのびる翼突管が前後に走行している．同部位から内側後方に向かう口蓋鞘突管も症例によってはみえる．やや頭側にスライスを移すと，頸動脈管を通る内頸動脈錐体部から第2膝を経て，内頸動脈傍斜台部が蝶形骨洞後壁の両外側に輪切り状になって丸くみえる．症例によって，蝶形骨洞に突出していたり，頸動脈周囲の骨が菲薄化または欠損していたりするので，必ず尾側から頭側まで全長にわたり確認する．さらに頭側では，内頸動脈傍鞍部の間にみえる軟部組織がトルコ鞍内の下垂体である．さらに，頭側に視神経管が認められ眼窩内に連続している様子がわかる．ここで注目すべきことは，左右の蝶形骨洞間の中隔や各洞内の不完全中隔が内頸動脈に付着している症例が多いことである(図4)．手術中に内頸動脈を同定する時に目印になる．これらの中隔がどのように後壁に付着しているか，左右の蝶形骨洞でその関係を読影しておくと，手術中に内頸動脈を同定しやすい．

矢状断CTでは，視神経管と蝶形骨洞前壁の位置を確認する．これについては検討がなされており，Onodi cellの定義や蝶形骨洞の分類もされ[1]，

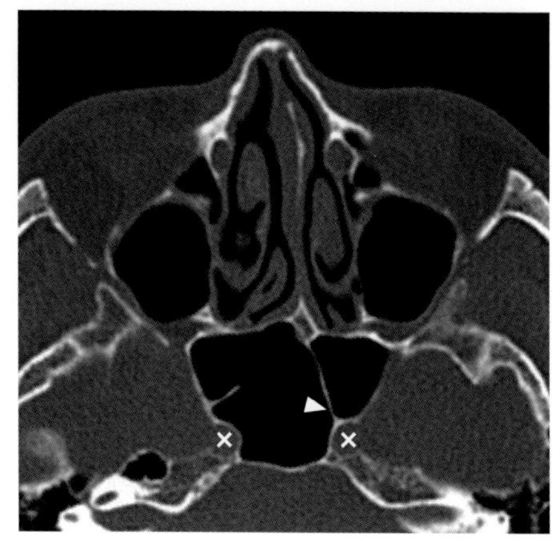

図 4. 単純CT(軸位断)
蝶形骨洞後壁の外側に内頸動脈(×)があり，左内頸動脈隆起に向かって蝶形骨洞中隔が付着している

視神経管がどの位置で確認できるかの目安になる．また，蝶形骨洞の発育程度は，側窩だけでなく斜台方向への含気の程度も確認しておくと，蝶形骨洞を開放した時のイメージがつきやすい．トルコ鞍底部まで含気があるものからほとんど鞍底部への含気がない症例など様々で，開放した時の蝶形骨洞の深さのイメージが異なる．

内視鏡でみた蝶形骨洞内部の様子を解説する(図5)．内側正中には，蝶形骨洞中隔とトルコ鞍および鞍底部が確認できる．症例によっては，洞内の不完全中隔があり，どの中隔が左右を分ける洞間中隔か把握する必要がある．蝶形骨洞の外側上方には視神経管があり，内側後方から外側前方の眼窩に向けてやや白色調に走行している．その下方には凹みがあり，これが視神経-内頸動脈陥凹(optico-carotid recess；OCR)である．OCRには，外側と内側があり，通常は外側が深く，内側が浅くわかりづらい．OCRの下方には内頸動脈隆起があり，内頸動脈が強く前方に屈曲している部分に相当する．この部位は骨菲薄していることが比較的多い．

斜視鏡で外側を観察すると，外側下方に向かう腔が側窩である(図6)．側窩の上壁には正円孔を通過する上顎神経の隆起が認められ，下壁には翼突管が認められるが，症例によっては隆起がわかりづらいこともある．

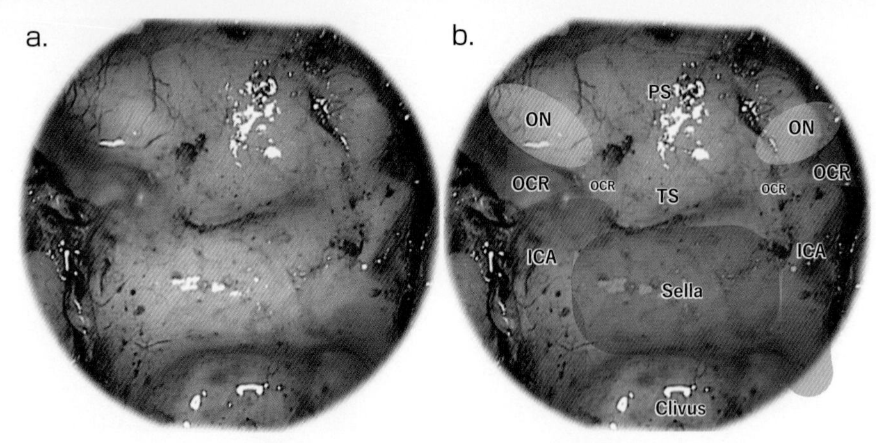

図 5．内視鏡下の蝶形骨洞後面(背面)
同じ写真で，b は領域を色分けしてある
正中にトルコ鞍があり，その上外側に視神経管がある．その下方には，視神経-内頸動脈陥凹(optico-carotid recess；OCR)の内側と外側がある．OCR の下面は，内頸動脈と接する
Sella：トルコ鞍，Clivus：斜台，ICA：内頸動脈，ON：視神経，OCR：視神経-内頸動脈陥凹，TS：鞍結節，PS：蝶形骨平面

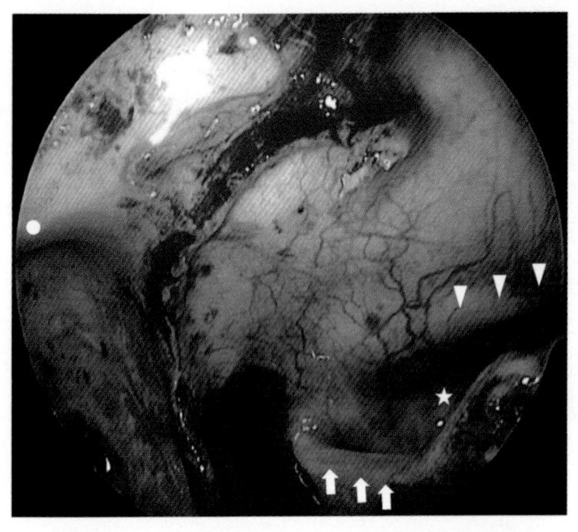

図 6．70°斜視鏡でみた左蝶形骨洞側窩
左側窩(☆)の上壁に正円孔を通過する上顎神経(矢尻)が，下壁に Vidian 神経(矢印)が通る翼突管がある
トルコ鞍(○)

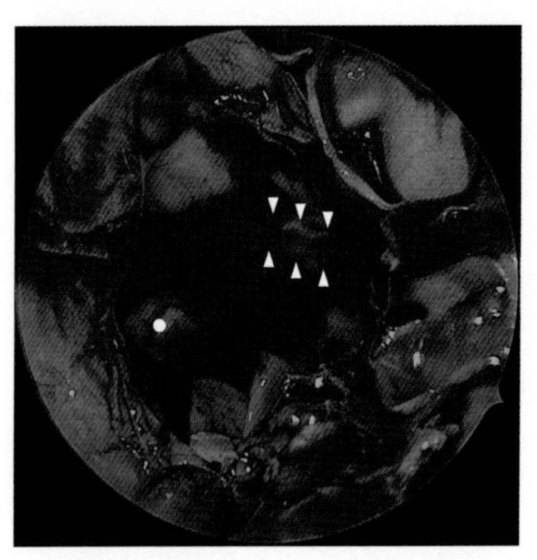

図 7．篩骨洞からみた蝶形骨洞
視野のほぼ正面で，視神経管が正中側から外側に向けて横走する
視神経(矢尻)，トルコ鞍(○)

危険部位と合併症

1．後方(背面)

蝶形骨洞後壁の外側は，視神経や内頸動脈があり，損傷すると重大な合併症につながるため危険部位である．この危険部位に向かうような外側に向けて力を入れることも，器具が滑り跳ねたときの勢いでぶつかり，これら重要構造物を損傷するリスクとなる．

視神経損傷は，術後に視力障害や視野障害の原因となり，一度起こしてしまうと回復が困難である．骨に覆われた視神経管内を通るので，直接神経を圧迫することは通常ないが，視神経管骨の菲薄や欠損があると，直達力が及ぶことがある．また視神経は，蝶形骨洞内で眼窩内側壁から離れ正中に向けて角度を変えるため，篩骨洞から視神経をみたとき真正面で正中側から外側にかけて横走しているようになる(図 7)．正面にあるため，篩骨洞から蝶形骨洞を開放するときに，穿破して開放する場合にはその方向を間違えると，穿破の勢いで後方の視神経管を損傷するリスクがある．蝶形骨洞が小さい症例などでは，前壁から視神経管までの距離も小さく，特に注意が必要である．また，直達力による外傷でなくても，モノポーラ電気メスを視神経管近傍で使うと電流による障害で視力障害をきたす可能性がある．バイポーラ電気メスも，出力次第では視神経障害をきたす可能性があるので，電流の流れと強さを考慮した操作が必要である．

内頸動脈損傷は，致死的出血の一つである．損傷により，止血困難な大量出血や血栓形成による広範な脳梗塞，内頸動脈の分枝血管である眼動脈分岐部の損傷で視力障害などが起こり得る．また動脈壁の軽微な損傷でも，仮性動脈瘤の形成につながり，その後の大出血のリスクとなる病変を医原性につくってしまうこともある．解剖学的には，medial OCR 部分の内頸動脈の骨は非常に薄くなっていることが多く，バー操作などで損傷が起こりやすい[2]．内頸動脈の損傷にはいくつかのパターンがあり分類されている[3]．眼動脈など内頸動脈から直接分岐する血管の損傷，鋭い器具で内頸動脈を穿通した場合の損傷，鉗子やバーなどで孔として頸動脈の壁に一部欠損部をつくってしまった場合に分けられる．順に止血が困難となってくる．鼻科手術での損傷は，穿通による損傷やバーやデブリッターでの欠損領域を作る損傷が多く，止血困難なタイプが多いと考えられる．

蝶形骨洞の後方は中頭蓋窩である．トルコ鞍前面やその両外側には海綿静脈洞があり，鞍底部の後方は斜台があり，含気良好な症例では斜台の骨が薄く斜台硬膜が近い．海綿静脈洞や斜台部硬膜は出血しやすく，静脈性出血でもかなりの勢いがあり，内視鏡下では視野確保と止血に難渋する．また，斜台部硬膜を損傷すると髄液漏も発生することがあり，同部位の硬膜再建が必要になる．したがって，トルコ鞍の外側および鞍底部後方の後壁は注意が必要である．

2．外　側

蝶形骨洞の外側には眼窩尖や上眼窩裂が接しており，近傍を通る動眼神経や滑車神経，外転神経などの損傷で眼球運動障害による複視となる．また，蝶形骨洞底部の外側には口蓋鞘突管を通る咽頭動脈や翼突管を通る翼突管動脈がある．前壁の下方を外側に拡大するときに，これらを損傷すると動脈性出血を起こし，止血に時間を要する．また，翼突管には Vidian 神経が通るので，焼灼により涙液分泌に障害をきたす恐れがある．

3．下　方

蝶形骨洞を広く開放しようと自然口より下方に拡大するときに，蝶口蓋動脈の分枝である後鼻中隔枝の損傷が起こりやすい．蝶形骨洞自然口のほんの数 mm 下を横走するので，下方に拡大するときに損傷してしまう．動脈性の出血が起こるので，視野の確保や止血に時間を要する．後方であり血液が溜まりやすく，電気メスで効果的に焼灼するためには吸引の補助が必要になることもある．また，術後の後出血の原因にもなり得るので，中枢側での止血は十分に行う必要がある．

4．上　方

上方は蝶形骨平面であり前頭蓋底がある．視神経管や鞍結節より前方は蝶形骨平面であり，頭蓋底損傷による髄液漏が起こる．

対　策

1．蝶形骨洞開放の基本手順

危険部位に対して安全にアプローチし，最終的には十分に蝶形骨洞を開放するには，まず危険部位から離れた部位から開始するのがよい．先に述べたように危険部位は前壁においては外側，上方および自然口より下方であり，蝶形骨洞自然口はもっともわかりやすく安全に開始する目印となる．この自然口を中鼻道から確認することから始める．蝶篩陥凹にある蝶形骨洞自然口が，上鼻甲介に隠れて中鼻道から確認しづらい時には，上鼻甲介下端の一部を切除し確認する方法がある．上鼻甲介には嗅上皮が分布しており嗅覚への影響を考え，上鼻甲介の切除は最小限にとどめておくことが勧められる．自然口を確認できたら，パンチ

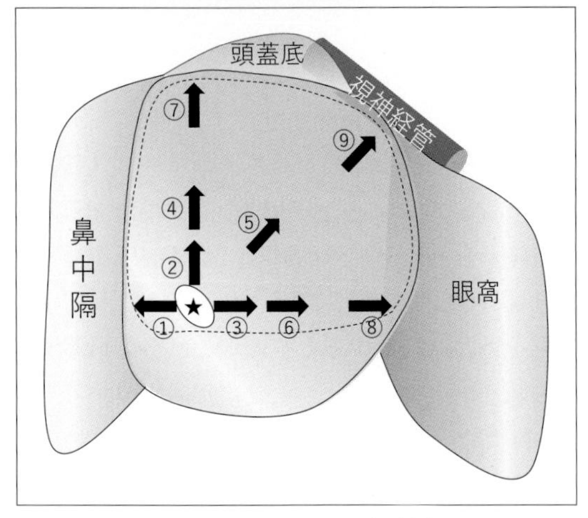

図 8. 蝶形骨洞の開放(左)
まず，自然口(★)から内側に向けて(①)前壁を削除．次に上方(②)，外側(③)の順に開放する．番号順に開放し，最終的には前壁を点線の範囲まで最大限削除をする

鉗子のような前後に刃がかみ合う器具で前壁の切除を進めていく．様々な形状のパンチ鉗子があるが，始めに自然口を拡大するときは，自然口を通過できる先端が小さいものが有用で，360°切除できるタイプのものやマイクロケリソンパンチ鉗子などが有用である．自然口からまずは水平に内側正中方向に向けて拡大する(図 8)．この部分ではわずかにしか拡大できないかもしれないが，危険部位はない．次に，上方，そして外側の順に向けて拡大を進めていく．前壁の削除が進むにつれ蝶形骨洞の上壁や外側の危険部位に近づくが，徐々に蝶形骨洞内部が確認しやすくなる．切除する度に鉗子の背面にある蝶形骨洞内部を確認し，危険部位と鉗子との位置関係を確認してから切除するという安全確認を逐一行うことが大切である．よく確認できていれば，頭蓋底面や眼窩面が平坦になるまでは，前壁の鉗子切除操作は可能である．

最後に，下方に拡大が必要なときは，蝶口蓋動脈の分枝動脈を含む自然口より下方の鼻腔粘膜を骨膜下に剝離し，血管を温存してから前壁骨だけを切除する．

2．鉗子の使い方

内視鏡視野での蝶形骨洞操作は，思っているより下方に向けての操作となる．そうすると鉗子を支えていた前鼻孔下縁での安定性が減り，鉗子を握った時に不安定となり，鉗子が深部に向かって押し込まれることがある．蝶形骨洞の後方は危険部位であり，この動きは重要構造物損傷のリスクとなる．鉗子を握る際は，軽く手前に引きながら切除操作をすると，切除直後に鉗子が不意に深部に向かわず，手前にくるので安全である．

3．デブリッター(シェーバー)の使い方

デブリッターを使用するときは，蝶形骨洞内部が確認できないうちに先端を入れ込んで使用するのは危険である．まずは蝶形骨洞前壁をある程度削除した後に使うべきである．通常は，自然口周囲にポリープ病変ができやすいので，自然口周辺で危険部位がない内側に先端の間口を向けて使用するのが安全である．

4．バー(ドリル)の使い方

蝶形骨洞内でバーを使用するときは，中隔および下壁を削る際に使うことが多いと思われる．危険部位に向かう後方や外側に向けた力で削るのは危険である．特に，後方に押し込んで削るのは厳禁である．必ず横方向または手前に向かって削り，削っているポイントがバーのヘッドに隠れないように注意する．視神経管周囲の骨を削るときは，熱損傷にも注意が必要である．必ず流水をかけながら削ることや同じ部位を長時間削らないことが大切である．

治　療

1．視神経損傷

視神経管から視神経鞘膜までの損傷であれば，すぐには視力障害にはならない．視神経鞘膜の損傷があれば，損傷部位の周囲の視神経管の骨は除去しておいたほうが，術後に浮腫が起きた時の血流障害の予防になる．視神経そのものを損傷してしまえば，視力障害は免れない．

2．内頸動脈損傷

内頸動脈損傷が起きたとき，まず必要なことは内視鏡視野を確保することである．大量の出血があるので，吸引管は 2 本以上必要となる．片手操作では止血困難であり，すぐに助手を 2 人以上依頼する．また，血圧は極端に下げる必要はないが100 mmHg 以下に維持してもらう．輸血の準備を始める．血管造影検査や血管内治療が必要であることを血管外科医に依頼する．以上がすぐにやるべき指示である．助手の準備ができたら，まずは蝶形骨洞に溜まった血液を吸引してもらい，もう1本の吸引で術者が吹き上がる血液を吸引管でとらえるように吸引し，内頸動脈の損傷部位を正確に確認する．この吸引の扱いがもっとも重要である．助手が持つ吸引は，内視鏡と同側の鼻孔から入れると比較的その後の操作が行いやすい．この間に，別の助手に腹部や下肢などから筋肉組織を採取してもらい，5 mm 程度の筋肉片とし鉗子などで圧したものを準備する．この筋肉片をもう一方の手で出血部位に持っていき，筋肉片の上から圧迫して止血を試みる．2，3 分圧迫し筋肉片が出血部位に接着し止血ができれば，筋肉片の表面にサージセル® などの吸収性止血剤を置き，さらにガーゼなどで圧迫する．この方法は，Muscle patch といわれ鼻科手術時の内頸動脈損傷時の有用な止血法である[4]．

一次止血ができたら，すぐに手術室から血管造影検査へ移る[5]．ここからは，血管内治療として内頸動脈止血術を行い，術後の血圧管理や頭蓋内の血腫や脳梗塞の有無，視力障害の有無などを評価していく．約1週後に鼻内ガーゼを抜去し，鼻出血がないかを確認する．その後も仮性動脈瘤の有無を定期的に観察しながら経過をみることとなる．

まとめ

蝶形骨洞内は重要構造物が多く，損傷すると重大な合併症につながる危険部位が多い．しかし，内視鏡解剖を熟知し，良好な視野で安全な操作方法で行えば，頭蓋底面や眼窩面を平坦にし最大限開放できる．また，内頸動脈損傷は致死的であり，その対処方法を知っておく必要がある．

参考文献

1) Wada K, Moriyama H, Edamatsu H, et al：Identification of Onodi cell and new classification of sphenoid sinus for endoscopic sinus surgery. Int Forum Allergy Rhinol, **5**：1068-1076, 2015.

Summary 蝶形骨洞を，前壁と視神経管の位置で分類し，Onodi cell も定義している．この分類に従って蝶形骨洞開放手順が提案されている．

2) 丹治正大，舟木健史，宮本　享：高画質内視鏡時代のトルコ鞍近傍解剖．脳外，**30**：655-664, 2021.

Summary 経鼻内視鏡手術において Medial OCR を内頸動脈同定のキーとして，同時に内頸動脈損傷が起こる可能性がある部分でもあると述べている．

3) Bafaquh M, Khairy S, Alyamany M, et al：Classification of internal carotid artery injuries during endoscopic endonasal approaches to the skull base. Surg Neurol Int, **11**：357, 2020.

4) Valentine R, Boase S, Wormald PJ, et al：The efficacy of hemostatic techniques in the sheep model of carotid artery injury. Int Forum Allergy Rhinol, **1**：118-122, 2011.

Summary 羊を使った内頸動脈出血モデルで，筋肉片を用いた止血法の有用性について述べており，もっとも止血効果があったと報告している．

5) Padhye V, Valentine R, Wormald PJ：Management of carotid artery injury in endonasal surgery. Int Arch Otorhinolaryngol, **18**：173-178, 2014.

Summary 内頸動脈出血時における手術室で術中に行うべき対応と，一時止血後の血管造影室での検査および止血治療の重要性を述べている．

MB ENT, 269：47-54, 2022

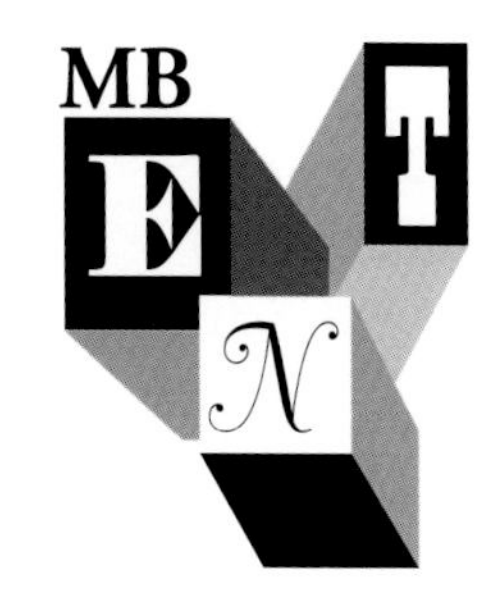

◆特集・耳鼻咽喉科頭頸部外科手術の危険部位と合併症─その対策と治療─

咽喉頭癌に対する経口的鏡視下手術

岸本　曜*

Abstract　近年の内視鏡診断技術の発展とともに，咽喉頭の早期癌が発見可能となった．それに伴い，咽喉頭早期癌に対する根治性と治療後の機能維持を兼ね備えた低侵襲治療オプションとして，TORSの他，TOVS，ELPSなどの経口的鏡視下手術が開発された．術式により，使用する機器に違いはあるものの，いずれにおいても良好な治療成績，術後機能が報告されている．そのコンセプトから，低侵襲性やメリットが強調されることが多いが，経口的鏡視下手術においても術中，術後の合併症のリスクは少ないながらあり，時として重篤な後遺症へつながることもある．技術的に切除可能な病変は，必ずしも手術適応ではないため，経口的鏡視下手術を行う際には，その適応をよく見極めたうえで，inside out anatomyを深く理解し細心の注意を払わなくてはならない．さらに，合併症の予防法や，起こったときの適切な対策に精通することにより，低侵襲治療としての経口的鏡視下手術を実現することができる．

Key words　下咽頭癌(hypopharyngeal cancer)，中咽頭癌(oropharyngeal cancer)，喉頭癌(laryngeal cancer)，経口的手術(transoral surgery)，合併症(complications)，内腔からみた臨床解剖(inside out anatomy)

はじめに

内視鏡診断技術の発展とともに，咽喉頭の早期癌が発見可能となり，それらに対する根治性と治療後の機能維持を兼ね備えた低侵襲治療オプションの確立が求められるようになってきた．その一つが咽喉頭癌に対する経口的鏡視下手術であり，今世紀に入り，世界中で複数の術式が開発され，いずれにおいても良好な治療成績，術後機能が報告されている．そのコンセプトから，低侵襲性やメリットが強調される傾向にあるが，経口的鏡視下手術においても術中，術後の合併症のリスクは少ないながらあり，時として重篤な後遺症へつながることもある．本稿では咽喉頭癌に対して経口的鏡視下手術を行う際のリスクや留意点につき，実際の症例を提示し概説する．

咽喉頭癌に対する経口的鏡視下手術の確立

2000年代に入り，内視鏡画質の向上，画像強調イメージング技術の開発，サーベイランスシステムの確立などにより，咽喉頭の早期癌が検出可能となった．これに伴い，固有筋層への浸潤を伴わない表在癌という新たな疾患概念が定義され[1]，また，咽喉頭癌に対する複数の経口的鏡視下手術が開発され[2]，咽喉頭癌診療におけるパラダイムシフトがもたらされつつある．

現在，北米，韓国，欧州などで盛んに行われているのが手術支援ロボットを利用したTORS(transoral robotic surgery)であり，主に中咽頭癌，声門上癌を対象に行われている[3)~5)]．このTORSは本邦においては保険未収載であるが，拡張式喉頭鏡および硬性内視鏡下にストレートの機器を利用し病変を切除するTOVS(transoral vide-

* Kishimoto Yo，〒606-8507　京都府京都市左京区聖護院川原町54　京都大学大学院医学研究科耳鼻咽喉科・頭頸部外科，病院講師

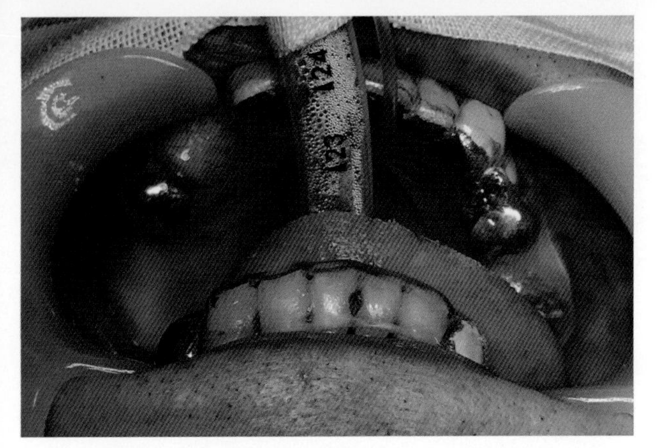

図 1. 歯牙損傷予防で用いているプロテーゼ

olaryngoscopic surgery)や[6]，彎曲型咽喉頭鏡で術野を展開し上部消化管内視鏡観察下に病変を切除するELPS(endoscopic laryngopharyngeal surgery)が開発され[7)8)]，声門上癌や中下咽頭癌を対象に行われている．いずれの術式も良好な治療成績および術後機能が報告されており，今後もその適応となる患者は増えていくことが予想されている．

手術合併症

経口的鏡視下手術は，外切開手術に比べると低侵襲性に特徴があり，手術に伴う合併症リスクは高くない．しかしながら，時として生命予後にもかかわる重篤な合併症，後遺症をきたすことがあり，そのリスクを十分理解したうえで手術適応を考慮する必要がある．

京都大学医学部附属病院では咽喉頭癌に対する経口的鏡視下手術としてELPSを治療選択肢に取り入れ積極的に行っているが，それぞれの症例においてELPSのメリットをよく検討し，頭頸部外科医の他，放射線治療医・診断医，腫瘍内科医からなるキャンサーボードで相談したうえで，適応を決定している．ここでは術中および術後に起こり得る合併症について概説し，京都大学医学部附属病院における予防もしくは対応について紹介する．

1．歯牙損傷

咽喉頭鏡や開口器を挿入し術野を展開する際に歯牙に負荷がかかるため，損傷の可能性がある．特に，上顎歯への負担が大きい．術前には開口障害や動揺歯の有無などを確認するとともに，患者にはそのリスクをよく説明する必要がある．対策として我々は，口腔外科で歯保護用のプロテーゼを作製し，術中に装着することにより，損傷予防に努めている(図1)．プロテーゼ作製は自費診療となるため，事前にその必要性をよく説明し同意を得る必要がある．

2．舌の感覚異常

咽喉頭鏡や開口器による物理的圧迫により，舌の味覚異常や痺れ感などの感覚異常をきたすことがある．経口的鏡視下手術の合併症としての頻度に関する報告はないが，同様の咽喉頭鏡や開口器を使用する喉頭微細手術や口蓋扁桃摘出術では，味覚異常の他違和感などを含めると数割で起こり得ると報告されている[9]．通常は一過性であるが，永続性の場合もあり，その場合，患者のQOLは大きく損なわれる．対策としては，手術時間が長くなる場合は，途中で咽喉頭鏡を抜き圧迫を解除した後，再挿入することにより，舌の圧迫が長時間継続されることがないようにしている．

3．出　血

合併症の中でもっとも重篤となり得て，生命予後にも影響し得るのが動脈からの出血である．術後出血の頻度はTOVSでは2.6%[6]，ELPSでは1.2%[10]と報告されているが，動脈性出血の頻度は明らかではない．TORSに関するシステマティックレビュー・メタアナリシスではminor bleedingは5.29%，major bleedingは2.9%で認められ，腫瘍のサイズや抗凝固薬の内服，先行する放射線治療がリスクとなると報告されている[11]．不要な出血を避けるためには，事前に解剖を熟知することは必須であるが，動脈の走行にはバリエーションがあるため，術中にも細心の注意を払うとともに，血管に対して適切な止血処理を行う必要がある．また，通常，術後出血は術後早期に起こるが，我々は術後1週間以上経過してから出血した症例も経験しており，上皮化が遅延しているような症例では注意を要する．

1）内頸動脈

中咽頭側壁癌に対する lateral oropharyngectomy では上咽頭収縮筋に沿って剝離操作を行う．この際，収縮筋の外側に副咽頭間隙脂肪織を認めるが，その深部には内頸動脈が走行しているため，可及的に温存する必要がある．剝離操作に伴い内頸動脈が露出した際には，頰筋粘膜弁や頰脂肪体弁などを用いて被覆し，出血を予防する[12]．収縮筋切除を伴わない口蓋扁桃摘出後に内頸動脈仮性動脈瘤を発症した症例も報告されており[13]，明らかな露出がなくても炎症の波及などに伴い内頸動脈が損傷されることもあるため，特に放射線治療後などでは注意を要する．また，高齢者では内頸動脈の偏位を認める場合もあり，術前に CT などで確認しておかなくてはならない．

2）顔面動脈

中咽頭側壁癌に対する lateral oropharyngectomy では茎突舌筋，茎突咽頭筋の間に顔面動脈扁桃枝を認め，クリッピングによる止血処置を要する．我々はクリップ鉗子（KARL STORZ Endoscopy Japan K. K., 8665L/R）とサージカルクリップ（ETHICON Endo-Surgery, INC., LT200）を用いている．経口的鏡視下手術に頸部郭清術を併施もしくは先行させる場合には，外頸動脈／顔面動脈結紮を行っている．

3）舌動脈

中咽頭前壁癌に対する base of tongue resection においては舌動脈舌背枝を損傷する可能性がある．通常は血管や神経に乏しい正中からアプローチし，舌骨に沿って外側に切除をすすめると，舌背枝を確認できるため，確実な止血を得るためクリッピングを行う．TORS においては予防的な外頸動脈結紮を行うことの意義が後方視的に検討され，結紮処置は術後出血を有意に減らすものではないものの，結紮群では重篤な出血を認めなかったことが報告されている[14]．我々も base of tongue resection において頸部郭清を併施もしくは先行させる場合には，外頸動脈／舌動脈結紮を行っている．

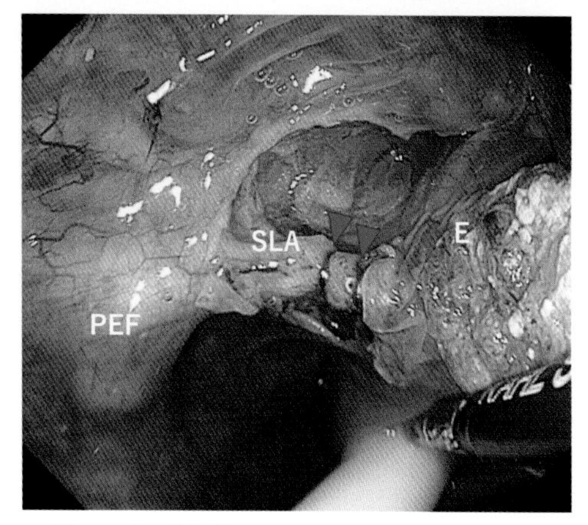

図 2． 喉頭癌（声門上 pT1）に対して ELPS 施行
上喉頭動脈を同定しクリッピング（矢頭）
PEF：咽頭喉頭蓋ヒダ，SLA：上喉頭動脈，
E：喉頭蓋

4）上喉頭動脈

上喉頭動脈は上喉頭神経内枝とともに superior neurovascular bundle を形成し，舌骨甲状間膜を貫き，喉頭内に至る．上喉頭神経は下咽頭梨状陥凹粘膜下を走行するが，神経よりやや深部に上喉頭動脈が存在し，声門上癌に対して喉頭水平半切を行う際には舌骨大角尾側で，咽頭喉頭蓋ヒダから披裂喉頭蓋ヒダにかけて確認できる．こちらも複数のクリップをかけ，確実な止血を得るようにする（図 2）．

5）その他

術中の静脈性の出血は適宜電気凝固し，術野の確保に努めている．特に，下咽頭輪状後部，後壁および甲状咽頭筋と輪状咽頭筋の後外側では血流が豊富であり，注意を要する[15]．我々はディスポーザブル高周波ナイフ（KD-600　オリンパスメディカルシステムズ）を，高周波手術装置（VIO 300 D　Erbe Elektromedizin GmbH）に接続して用いているが，粘膜下層の剝離には Endocut Mode，静脈性の出血は Swift 凝固，動脈性の出血は Soft 凝固と，目的に応じて設定を使い分けている．

また，内視鏡のウォータージェット機能を利用し，創部を洗滌することで，出血点はより明確になり，容易に同定できるようになる．必要に応じてディスポーザブル高周波止血鉗子（FD-411QR

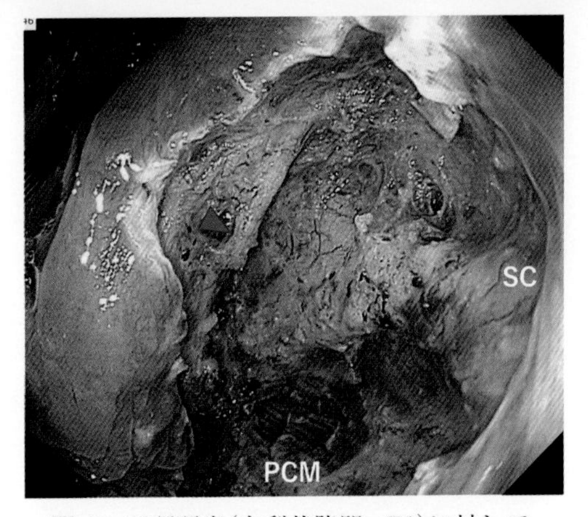

図 3. 下咽頭癌(右梨状陥凹 pT1)に対して ELPS 後
上喉頭神経内枝(矢頭)が温存されている
SC：甲状軟骨上角，PCM：咽頭収縮筋

オリンパスメディカルシステムズ)を利用し，確実な止血操作を行うとともに，手術終了前には必ず一度展開をゆるめる，もしくは咽喉頭鏡を抜去したうえで，出血の有無を確認している．

4．神経障害

手術操作による神経障害は，嚥下障害や嗄声などの術後の後遺障害の原因となり得る．基本的に，表在癌を対象とする場合には神経は温存できるが，深部浸潤を伴い，筋や軟骨の合併切除を要する場合には注意を要する．

1）舌咽神経舌枝

舌後方 1/3 の感覚を司る舌咽神経舌枝が，茎突舌筋，茎突咽頭筋の間を走行する．Lateral oropharyngectomy ではこれらの筋肉は，十分な安全域を設けるために合併切除されるが[16]，丁寧に止血し術野を保ち，神経を損傷しないよう心がけている．

2）舌下神経

舌骨舌筋の表面を走行し，オトガイ舌筋へ至る舌下神経は，中咽頭前壁癌切除の際に，舌骨より表面側に操作が及ぶと損傷をきたす可能性がある[17]．

3）上喉頭神経内枝

迷走神経の下神経節から分かれ，知覚を司る上喉頭神経内枝は，舌骨甲状間膜から下咽頭梨状陥凹前方の粘膜直下を通り，披裂喉頭蓋ヒダへ回り込む．下咽頭梨状陥凹の病変の切除では，上皮化注射をする際にインジゴカルミンを加えると，疎な結合織は青く染色され，神経の同定が容易となる[18](図 3)．

4）下喉頭神経(反回神経)

下喉頭神経は輪状甲状関節後方から喉頭内に入り，運動神経である前枝と，感覚神経である後枝に分かれて上行する．やはり，表在癌では基本的に温存できるが，後輪状披裂筋や披裂軟骨の切除を要する場合などには損傷の可能性がある．また，このような症例ではたとえ神経を温存できたとしても，瘢痕拘縮により声帯固定をきたすことも多い[19]．

5．皮下気腫

術後に 2.4～11.6％の症例で頸部皮下気腫を認めることが報告されている[6)10)20]．術後，握雪感を認める場合は，造影 CT で膿瘍形成の有無を含めて評価するとともに，拡がらないことが確認されるまでは絶飲食としている．拡大し，縦隔にまで及ぶこともあるが(図 4)，ほとんどの症例は保存的治療でコントロールできる．我々の経験では特に下咽頭梨状陥凹病変の切除後に認めることが多く，嚥下圧がかかりやすいことや裏打ちする組織に乏しいことが原因と考えている[20]．

6．創部感染・瘻孔形成

口腔には 400 種類以上の細菌が常在し，唾液 1 mL あたり $10^{6\sim8}$CFU，デンタルプラーク 1 g あたり 10^{11}CFU のコロニーを認め，糞便 1 g あたりの菌数より多いと報告されている[21]．経口的鏡視下手術では創部が直接唾液に暴露されるため，創部感染や，咽頭瘻孔形成から，頸部膿瘍をきたすことがある．特に，頸部郭清を同日に併施する場合には頸部との交通が生じないよう注意する．もし，交通した場合には縫縮するが，難しい場合には周囲の筋皮弁を利用した欠損部の再建が必要となる．特に，放射線治療後では上皮化がなかなか得られない場合もあり，そのような場合には慎重に経過をみる必要がある(図 5)．また，軟骨炎から壊死をきたす場合もあるため，できる限り軟骨は温存し，軟骨膜も損傷しないよう注意している．

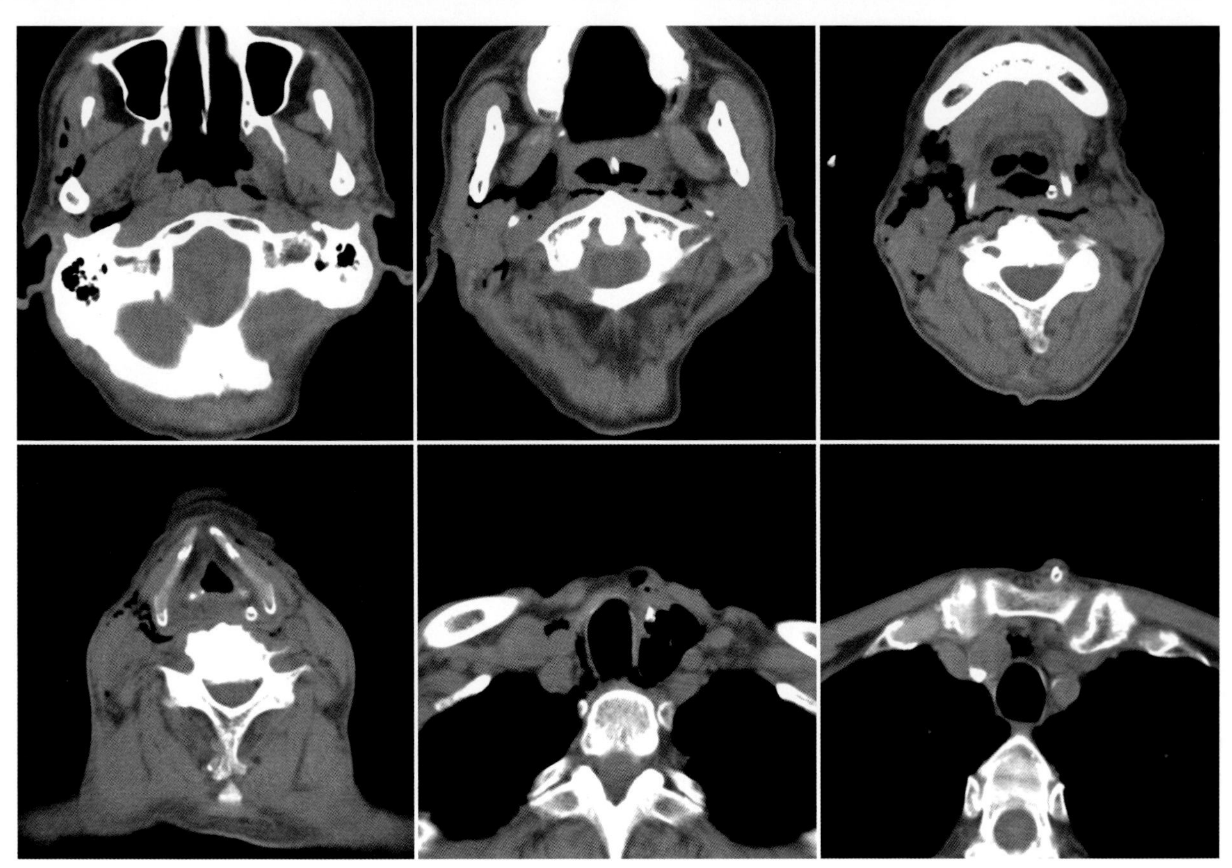

図 4. 下咽頭癌(右梨状陥凹 pTis)に対して ELPS 後 2 日目
咀嚼筋間隙～上縦隔に至るまで気腫を認める．保存的治療(絶飲食，抗菌薬投与)で軽快した

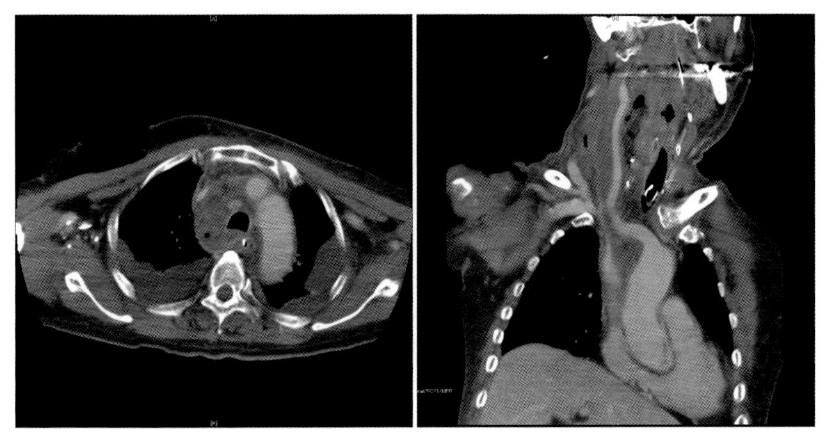

図 5. 下咽頭癌(右梨状陥凹 cT2N2c)に対して放射線治療(66 Gy)施行後の局所再発に対して ESD を行った症例
手術から約 1 ヶ月後に咽頭の壊死，縦隔膿瘍，胸水貯留，右内頸静脈内血栓を認めた

7．嚥下障害

特に，表在癌に対する経口的鏡視下手術では，知覚が保たれ，喉頭挙上も維持されることなどから術後の嚥下機能は良好であることが多い．しかしながら，手術に伴う瘢痕性狭窄を含めた咽喉頭の構造・形態の変化や，知覚低下などにより嚥下障害をきたすことがある(図 6)．特に，軟口蓋を大きく切除する場合や，両側の下咽頭梨状陥凹を

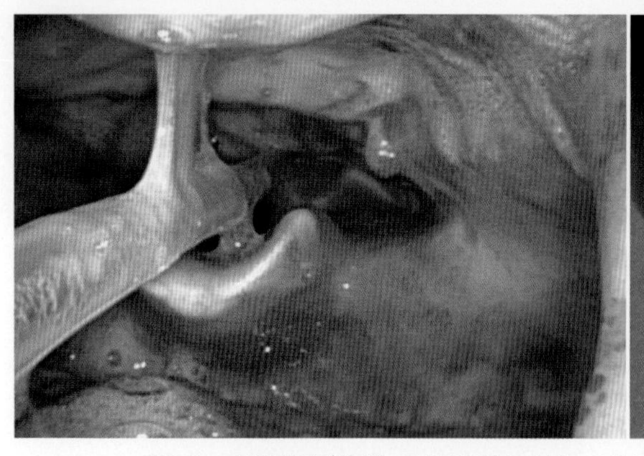
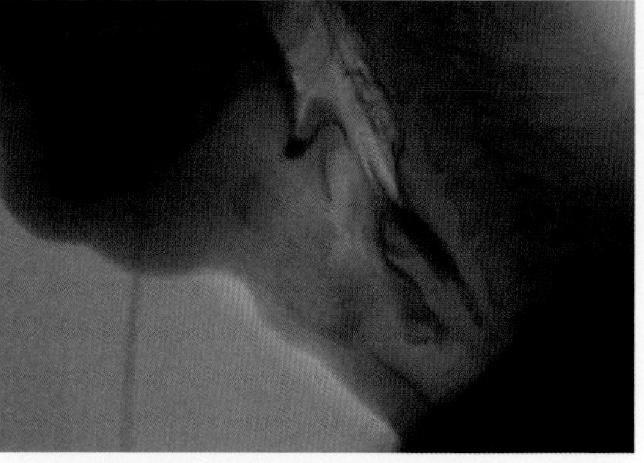

図 6. 中咽頭癌(後壁 cT4bN2b)に対して分子標的薬併用放射線治療(70 Gy)施行後の局所再発に対してELPSを行った症例
手術から2ヶ月経過するも，創部は上皮化しておらず，大量の分泌物が貯留しており，嚥下造影検査では誤嚥を認める

切除する場合，切除が食道入口部に及ぶ場合などは注意を要する．術中は，近接する病変がある場合でも安易に一塊切除を選択せず，可能な限り病変間の粘膜を温存するよう心がけている．必要に応じて二期的手術も検討する．また，半周以上など切除が広範に及ぶ場合は食道癌に対する内視鏡的粘膜下層剝離術に準じてステロイドの局所注射(トリアムシノロンアセトニド)を行っている[22]．

術後は，基本的には術翌日より水分摂取を開始し，2日目より経口摂取を開始しているが，状態に応じて経管栄養としリハビリを行っている．年齢の他，披裂切除や気管切開などが嚥下障害のリスクとして報告されている[20)23]．我々は術前に必ず嚥下機能を評価するようにしており，術後の重篤な嚥下障害が予想される場合は，技術的に切除可能な病変であっても，経口的鏡視下手術の適応とはしていない．

8．音声障害

表在癌では瘢痕を生じても声帯の可動性は保たれることが多く，音声障害をきたすことは少ない[24]．浸潤癌の場合，下喉頭神経を直接損傷することは少ないが，梨状陥凹や輪状後部の広範な切除を要する場合には，瘢痕拘縮に伴う輪状披裂関節の固着による，声帯固定をきたすことがある(図7)．この場合，いわゆる反回神経麻痺と異なり，声帯筋の萎縮や緊張の低下が生じないため，音声障害は軽度であることが多い[25]．

9．喉頭浮腫

披裂や輪状後部を広く切除した場合や，喉頭への過度の刺激・負担がかかった場合には，喉頭浮腫が生じることがある．基本的に経口的鏡視下手術では，短時間に必要最小限の切除を行うため喉頭浮腫をきたすことは少ない．しかしながら，手術が長時間にわたる場合や，頸部郭清を併施する場合，放射線治療の既往がある場合などでは注意を要する．その他，術中に用いるヨウ素・ヨウ化カリウムは刺激性が強いため，必ずチオ硫酸ナトリウムで中和するようにしている．

咽喉頭鏡を抜去する際には必ず喉頭浮腫の有無を確認し，浮腫が疑われる場合は，半減期の短いヒドロコルチゾンコハク酸エステルナトリウムを投与している．ほとんどが抜管可能であるが，高度の浮腫をきたしている場合は挿管管理を継続する．術後病棟で浮腫を生じた場合もまずはステロイドを投与するが，喘鳴の出現など気道狭窄症状の進行を認める場合は，気管切開を躊躇しないことが重要である．

まとめ

咽喉頭癌に対する経口的鏡視下手術のコンセプトは広く受け入れられており，術式に違いはあるものの世界中に普及しつつある．その低侵襲性に関しては論を俟たないが，時として重篤な合併症をきたし生命予後にかかわる場合もある．経口的鏡視下手術を安全に遂行し，根治性と術後の機能

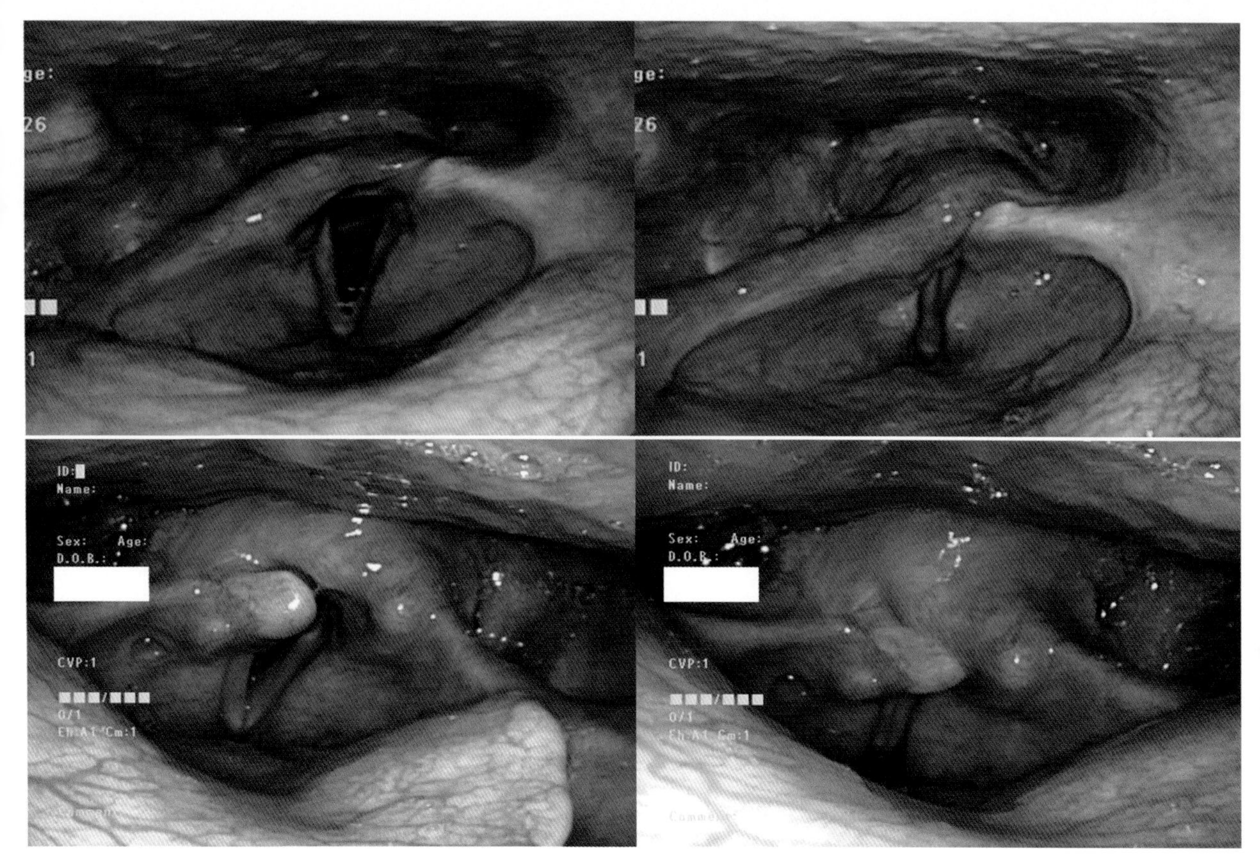

a/b **図 7**. 経口的鏡視下手術後の声帯運動

a：下咽頭癌(左梨状陥凹 pT2)に対してELPS後．左梨状陥凹は瘢痕性狭窄をきたしているが，声帯の可動性は保たれている

b：再発を繰り返す下咽頭癌(右梨状陥凹)に対して複数回のELPS施行後．右披裂は変形し，固着している

温存を両立させるために，inside-out anatomyを熟知し細心の注意を払い手術を行うとともに，合併症が生じた際には適切に対応する必要がある．

文　献

1) 日本頭頸部癌学会表在癌委員会(編)：頭頸部表在癌取扱い指針，2018.
2) Tateya I, Shiotani A, Satou Y, et al：Transoral surgery for laryngo-pharyngeal cancer-The paradigm shift of the head and cancer treatment. Auris Nasus Larynx, **43**(1)：21-32, 2016.
Summary TLMに加え，TORS，TOVS，ELPSなどの経口的鏡視下手術が開発され，咽喉頭癌診療におけるパラダイムシフトがもたらされたことが述べられている．
3) Weinstein GS, O'malley BW, Hockstein NG：Transoral robotic surgery：supraglottic laryngectomy in a canine model. Laryngoscope, **115**(7)：1315-1319, 2005.
4) Weinstein GS, O'Malley BW Jr, Snyder W, et al：Transoral robotic surgery：radical tonsillectomy. Arch Otolaryngol Head Neck Surg, **133**(12)：1220-1226, 2007.
5) O'Malley BW Jr, Weinstein GS, Snyder W, et al：Transoral robotic surgery (TORS) for base of tongue neoplasms. Laryngoscope, **116**(8)：1465-1472, 2006.
6) Tomifuji M, Araki K, Uno K, et al：Transoral videolaryngoscopic surgery for laryngeal and hypopharyngeal cancer-Technical updates and long-term results. Auris Nasus Larynx, **47**(2)：282-290, 2020.
Summary TOVSに関する症例集積研究．良好な治療成績と術後機能が報告されている．
7) Kishimoto Y, Tateya I, Funakoshi M, et al：Endoscopic laryngopharyngeal surgery for hypopharyngeal lesions. Oral Oncol, **106**：

104655, 2020.
8) Tateya I, Muto M, Morita S, et al：Endoscopic laryngo-pharyngeal surgery for superficial laryngo-pharyngeal cancer. Surg Endosc, **30**(1)：323-329, 2016.
9) Tomofuji S, Sakagami M, Kushida K, et al：Taste disturbance after tonsillectomy and laryngomicrosurgery. Auris Nasus Larynx, **32**(4)：381-386, 2005.
10) Watanabe A, Taniguchi M, Kimura Y, et al：Synopsis of transoral endoscopic laryngopharyngeal surgery for superficial pharyngeal cancers. Head Neck, **39**(9)：1779-1787, 2017.
Summary ELPSに関する症例集積研究．良好な治療成績と術後機能が報告されている．
11) Stokes W, Ramadan J, Lawson G, et al：Bleeding Complications After Transoral Robotic Surgery：A Meta-Analysis and Systematic Review. Laryngoscope, **131**(1)：95-105, 2021.
Summary TORSの出血関連合併症に関するシステマティックレビュー．腫瘍のサイズや抗凝固薬の内服，先行する放射線治療が術後出血のリスクとなること，予防的な動脈結紮は術後出血の減少につながらないことが報告されている．
12) Jung BK, Song SY, Kim SH, et al：Lateral Oropharyngeal Wall Coverage with Buccinator Myomucosal and Buccal Fat Pad Flaps. Arch Plast Surg, **42**(4)：453-460, 2015.
13) Jafari A, Nuyen B, Kedarisetty S, et al：Sequential Treatment of Delayed Endovascular Coil Extrusion From a Carotid Artery Pseudoaneurysm After Tonsillectomy. JAMA Otolaryngology Head Neck Surg, **143**(2)：193-195, 2017.
14) Gleysteen J, Troob S, Light T, et al：The impact of prophylactic external carotid artery ligation on postoperative bleeding after transoral robotic surgery(TORS) for oropharyngeal squamous cell carcinoma. Oral Oncology, **70**：1-6, 2017.
15) 千年俊一：下咽頭癌に対する経口的切除術に必要な組織解剖．耳鼻臨床, **109**(4)：230-231, 2016.
16) 北村守正：副咽頭間隙の解剖―副咽頭間隙―．頭頸部外科, **30**(2)：173-176, 2020.
17) 清水 顕：目からウロコ 内視鏡時代の臨床解剖 《咽喉頭・頭頸部領域》中咽頭の手術．耳喉頭頸, **90**(6)：450-454, 2018.
18) 岸本 曜，楯谷一郎：目からウロコ 内視鏡時代の臨床解剖 《咽喉頭・頭頸部領域》下咽頭の手術．耳喉頭頸, **90**(6)：456-462, 2018.
19) 冨藤雅之：目からウロコ 内視鏡時代の臨床解剖 《咽喉頭・頭頸部領域》喉頭の手術．耳喉頭頸, **90**(6)：463-469, 2018.
20) Kishimoto Y, Sogami T, Uozumi R, et al：Complications After Endoscopic Laryngopharyngeal Surgery. Laryngoscope, **128**(7)：1546-1550, 2017.
21) 伊藤康雅：口腔衛生と口腔内細菌．展望, **45**(3)：226-234, 2002.
22) Yu JP, Liu YJ, Tao YL, et al：Prevention of Esophageal Stricture After Endoscopic Submucosal Dissection：A Systematic Review. World J Surg, **39**(12)：2955-2964, 2015.
23) 冨藤雅之，荒木幸仁，谷合信一ほか：咽喉頭癌に対する経口的手術(transoral videolaryngoscopic surgery：TOVS)術後の嚥下障害とその対策．嚥下医学, **7**(2)：235-244, 2018.
24) Tateya I, Morita S, Ishikawa S, et al：Voice Outcome in Patients Treated With Endoscopic Laryngopharyngeal Surgery for Superficial Hypopharyngeal Cancer. Clin Exp Otorhinolaryngol, **9**(1)：70-74, 2016.
25) 山下 拓，谷合信一，塩谷彰浩：【下咽頭・頸部食道表在癌の内視鏡診断と治療】経口的下咽頭部分切除術後の音声機能訓練と下咽頭喉頭全摘後の音声再建．消化器内視鏡, **28**(1)：130-138, 2016.

MB ENT, 269：55-59, 2022

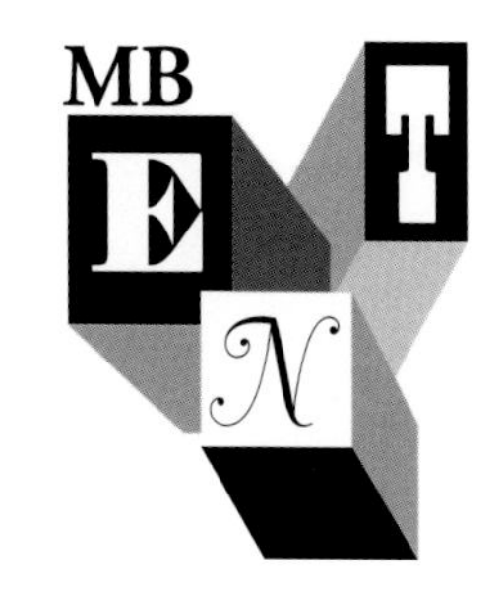

◆特集・耳鼻咽喉科頭頸部外科手術の危険部位と合併症—その対策と治療—

口蓋扁桃摘出術

仲野敦子*

Abstract 口蓋扁桃摘出術は多くの耳鼻咽喉科施設で実施され，他の耳鼻咽喉科手術と比較すると周囲に危険な重要な組織は少なく，比較的安全な手術である．合併症として，術後出血，気道閉塞，創部感染，皮下気腫，味覚障害などがあるが，もっとも多くみられるものは術後出血である．口蓋扁桃の被膜は結合織の層からなっており，被膜から1 mm外側に行くと血管径は有意に太くなり，結合織の層から離れずに手術することにより，血管の損傷は最小限となる．その他，被膜外の筋肉の損傷に加えて，術後の咳嗽など圧がかかることにより発生する皮下気腫や，扁桃下極付近を走行する舌咽神経の舌枝の損傷や操作による熱傷などによる味覚障害が合併症として起こり得る．これらの合併症の多くも，口蓋扁桃被膜から離れることなく操作することにより回避可能と考える．また，術後の出血や浮腫などによる気道閉塞があり，乳幼児や長時間手術例，術後出血時などには適切な気道確保を行う．

Key words 術後出血(postoperative hemorrhage)，外頸動脈(external carotid artery)，味覚障害(dysgeusia)，舌咽神経(glossopharyngeal nerve)，皮下気腫(subcutaneous emphysema)

はじめに

口蓋扁桃摘出術は20世紀初めから行われてきた手術であるが[1]，現在でも耳鼻咽喉科手術の中でもっとも頻繁に実施されている手術の一つである．従来より実施されている切開刀や剝離子を使用した口蓋扁桃摘出術の他，近年では様々な新しいデバイスが止血操作，剝離操作の際に使用されるようになっている．口蓋扁桃摘出術の合併症には，術後出血，気道閉塞，創部感染，皮下気腫，味覚障害，音声・構音障害などがあるが，もっとも多くみられるものは術後出血である[1]．口蓋扁桃摘出術と比較して術後出血や疼痛が少ない術式として1990年代後半から，マイクロデブリッターシステムなどのパワーデバイスを用いた口蓋扁桃切除術も実施されるようになってきている．口蓋扁桃切除術は，口蓋扁桃の被膜を温存して被膜内の扁桃実質のみの切除を行うものであり，扁桃被膜をバリアーとして温存することにより，被膜外を走行する多数の血管を損傷することがないとされている[2]．

口蓋扁桃摘出術は，他の耳鼻咽喉科手術と比較すると周囲に危険となる重要な組織は少なく比較的安全な手術ではあると考えるが，合併症としての術後出血は1～5%の頻度で起こると報告されている[1]．今回は，術中の合併症だけではなく術後出血など術後にみられる合併症も含めて，口蓋扁桃摘出術における危険部位と手術操作が原因となり得る合併症の対策，合併症出現時の対応について述べる．

口蓋扁桃摘出術の合併症

1．手術操作以外の合併症

手術操作そのものではないが，執刀前に実施する操作により以下の合併症が起こり得る．

* Nakano Atsuko，〒266-0007 千葉県千葉市緑区辺田町579-1 千葉県こども病院耳鼻咽喉科，診療部長

1）歯牙損傷

歯牙の脱落や損傷が開口器の装着の際に生じる可能性がある．特に，乳歯に動揺歯がある小児では注意が必要である．歯牙損傷予防のためには，無理やり口の中に開口器を挿入しないようにする．その他，開口器による口唇や舌の損傷，舌の高度の圧迫による術後の高度浮腫なども起こり得る．万が一にも抜管時に抜けて気道異物とならないように，あらかじめ動揺歯の有無を確認し，挿管時や開口器装着時に脱落の可能性が高い乳歯は術前に抜歯しておくほうが安全である．

2）環軸椎亜脱臼

小児ダウン症例の手術時には注意が必要である．全身麻酔下で懸垂頭位とする際に，もともと環軸椎に不安定がある場合は無理に伸展させると発生する可能性がある．

2．術中・術後出血

口蓋扁桃摘出術の合併症としてもっとも多いものが術後出血である．その頻度は年齢や術式，施設によって異なる．術後24時間以内の早期に発生する場合と，術後5～10日目頃に発生する晩期後出血があり，早期出血は0.2～2%，後期出血は1～5%といわれている．前者の主な原因は，術中の不完全な操作が主な原因であるが，術中に使用したエピネフリンによる一時的な血管収縮のために止血していた部位からの出血や，術後疼痛のための血圧上昇なども原因となり得る．後者は血管断端の血栓や創部の白苔の剝離による出血である．術後出血は，術中の出血量が多くなくても起こり得るが，術中に周囲の血管を極力損傷しないように，丁寧に操作を行う．慢性扁桃炎症例や扁桃炎を反復している症例では癒着が高度であるが，口蓋扁桃被膜の血管径と被膜から1 mm外側の血管径を比較すると明らかに被膜の血管系のほうが有意に細いとの報告[3]もあり，術中に極力被膜から大きく離れることなく剝離することが肝要である．また，様々なhotメスを使用する際は，術中は容易に止血が可能となる反面，周囲の筋肉内血管などの止血も可能となってしまうために比較的大きな血管を損傷するリスクもある．

1）口蓋扁桃組織

口蓋扁桃はリンパ組織であり，口腔側の表面は扁平上皮で覆われているが，一般的な扁平上皮ではなく，扁平上皮内にリンパ球や形質細胞がみられる特異的なものである．一方，手術で剝離する部分は，結合織が圧縮されたような被膜(capsule)に包まれている．被膜は図1のような結合織による組織であり，摘出標本で確認すると被膜の厚い部分と薄い部分があり，場所によっては扁桃実質との境界は組織学的には明瞭に分かれていないところもみられている．図1-b，被膜に接して上咽頭収縮筋の筋組織が一部みられているが，その他の部位はきれいに被膜で剝離し摘出されている．図1は小児の口蓋扁桃であるが，部位によっては被膜の厚さは250 μm程度で筋肉と接している．被膜にも比較的太い血管がみられているが，扁桃への動脈は被膜を貫通する際に小血管となり扁桃実質内で毛細血管網を形成する[4]．手術時に口蓋扁桃を被膜で剝離する際は，被膜はこのような結合織が何層にもなっている極薄い組織であり，被膜のすぐ外側は筋組織であること，被膜内にも血管が存在することを理解しておくとよい．

2）口蓋扁桃の血管

口蓋扁桃の支配血管は主に，外頸動脈の枝である舌動脈，顔面動脈，顎動脈の分枝である[5]（図2）．上極は顎動脈の分枝である下行口蓋動脈とその分枝，外頸動脈からの上行咽頭動脈扁桃枝，下極側からは顔面動脈の分枝である上行口蓋動脈扁桃枝，顔面動脈扁桃枝，舌動脈から舌背動脈分枝が支配している[5)~7)]．この中で顔面動脈扁桃枝がもっとも大きい[5)7)]．これらの動脈は扁桃組織内で分枝し，細動脈，毛細血管となり，毛細血管は再び合流して静脈を形成する．静脈は被膜周囲で静脈叢を形成し，下極の舌静脈扁桃枝と咽頭静脈を通じて内頸静脈へ流入する．

また，直接扁桃組織を支配していないが，扁桃組織から約2.5 cm後方に内頸動脈が走行しており，術中口蓋扁桃を剝離しているときに拍動を認

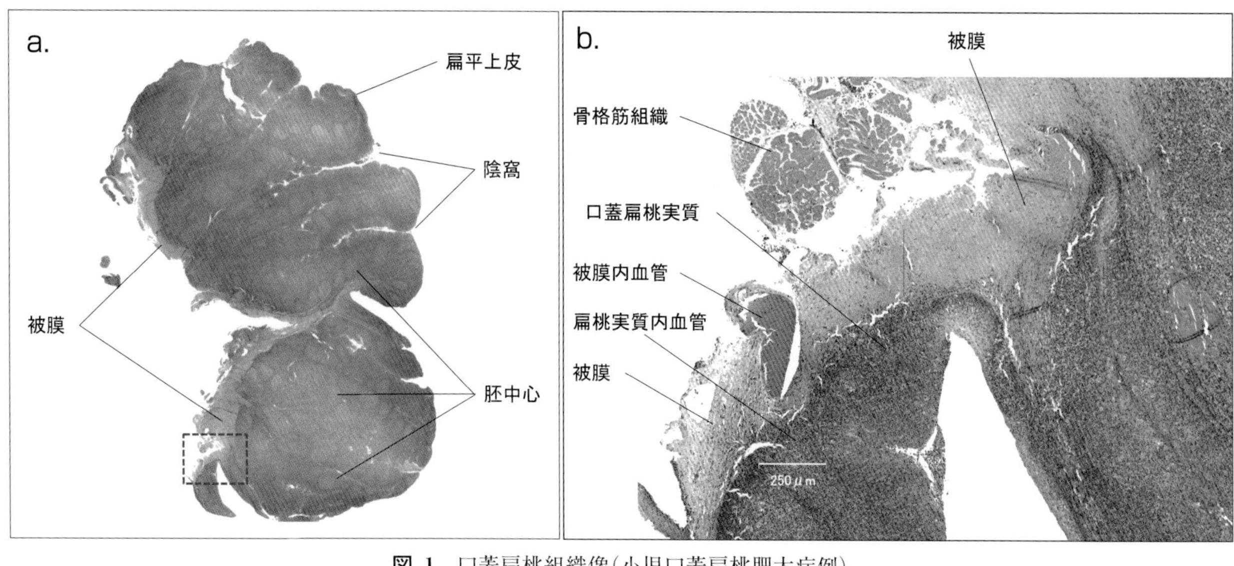

図 1. 口蓋扁桃組織像(小児口蓋扁桃肥大症例)
a：全体像．口腔側の表面は扁平上皮で，裏面(手術時剥離した部位)は結合織による被膜である
b：被膜部分(a の破線内の拡大像)．被膜に接する筋組織，被膜内血管がみられる

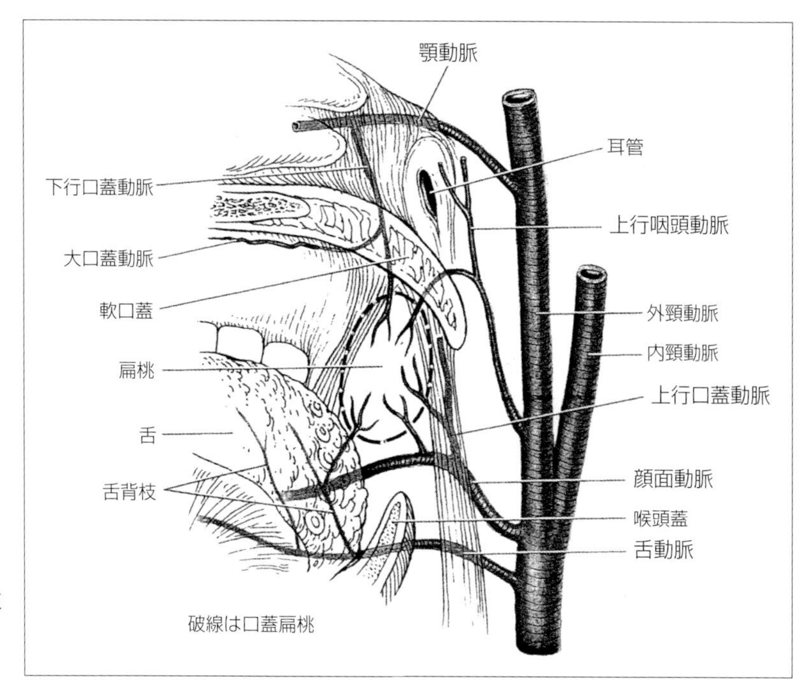

図 2.
口蓋扁桃の血管
右扁桃に注ぐ動脈扁桃枝
(文献 5 より)

めることがある．内頸動脈の走行異常や，加齢に伴う動脈硬化により内頸動脈の突出が高度となる傾向があり[7]注意が必要である．

3）術後出血への対応

(1) 保存的治療

前述のような口蓋扁桃周囲の小血管からの出血であれば，自然に止血が見込まれる．術後出血がみられても，その半数は出血の反復はなく保存的治療で対応可能とされている[8]．術後出血があっても少量の出血であり自然に止血がみられた場合，すでに凝血塊が形成されている場合は，創部の安静のために経口摂取をいったん中止として経過観察する．協力が得られる患者では，圧迫止血を試みる．さらに，出血点が明らかな場合は，局所麻酔下での止血処置(バイポーラメスなどによる電気凝固)を行う．一般的には後期後出血は保存的治療で止血可能である．

(2) 全身麻酔下の止血術

保存的な処置で，出血がコントロールできない場合や術後出血を反復している場合は，全身麻酔下に止血術を施行する．出血部位を確認し，焼灼あるいは縫合を行う．全身麻酔時の血圧低下によりすでに止血しており出血源の特定が困難な場合もあるが，凝血塊や肉芽組織の中から可能な限り出血点を確認し，止血を行う．扁桃床に止血用スポンジなどをおき前後の口蓋弓を縫合し創部を圧迫，保護することも再出血への対策として有用である．

(3) 外頸動脈結紮術

通常の処置にて止血困難な出血の場合は，口蓋扁桃に流入する血管は外頸動脈からの枝であるため外頸動脈結紮による止血術が実施されることもある．しかし，出血に関与しない血管領域の機能障害が発生する可能性などもあり，出血点の特定が困難で大量出血を反復している場合，動脈性の出血などにおける最終手段と考える．近年は，動脈塞栓術による止血の報告もみられている[8]．

3．術後気道閉塞

術後の浮腫や術後出血により気道閉塞が起こり得る．手術時間が長くなり，術中に口蓋垂や舌などに著明な浮腫がみられる場合は，術後ステロイドを使用する．乳幼児や合併症のある小児では，術後 nasal airway の挿入や ICU などでの呼吸管理が安全である．術後の大量出血による気道閉塞も起こり得るため，出血を認めた場合は止血処置と同時に気道管理にも注意を払う必要がある．

4．味覚障害

術後にみられる合併症の一つとして，味覚障害がある．扁桃摘出術後の味覚障害の発生率は少なくなく，Kitaya らは扁桃摘出術後 3 ヶ月で 10.4% に味覚障害を認め，2.2%では6ヶ月以上味覚障害が継続しており，有意に女性に多かったと報告している[9]．舌の後ろ 1/3 に分布する舌咽神経の舌枝は口蓋扁桃下極では扁桃被膜から数 mm に近接する位置を走行し(図 3)[6]，特に女性では，扁桃との距離が近いとされている[9]．下極の処理の際に直接損傷するだけではなく，手術時使用する電気メスなどによる熱傷や，術後の炎症などによっても障害を受ける可能性がある．したがって，術中および術後出血の予防と同様に，術中極力被膜から離れずに剝離操作を施行し，周囲組織への損傷を避けることが合併症である味覚障害の予防となる．

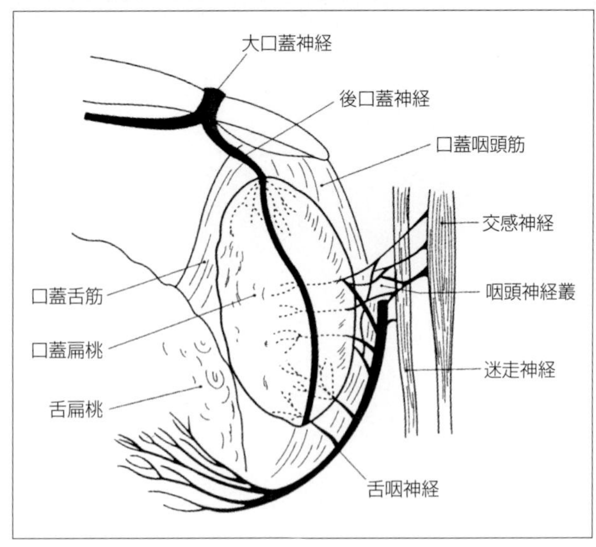

図 3． 口蓋扁桃の神経
舌咽神経が口蓋扁桃に近接し走行している
(文献 6 より)

術後の味覚障害の原因として，舌咽神経損傷以外にも，舌圧子による舌の圧迫や術後の摂取不足による Zn 欠乏などが挙げられるが，ほとんどは，神経の直接的(結紮，伸張または電気メスなどによる熱傷)あるいは間接的(術後の神経の瘢痕化)による損傷と考えられる[9)10]．

通常は，半年程度で自然に改善するとされるが，数%は持続する．下極の操作時扁桃被膜から離れないように注意することは当然であるが，直接の神経損傷がなくても手術のデバイスによる熱傷でも生じる可能性があることも理解しておく必要がある．

5．皮下気腫

比較的稀な合併症である．扁桃被膜の外側の咽頭収縮筋であるが，その外側は旁咽頭間隙であり，手術時に扁桃窩から上咽頭収縮筋および咽頭筋膜の損傷により，間隙に空気が入る．さらに，術後陽圧換気や咳・嘔吐などにより発生すると考えられている[11)12)]．対策は，術中の丁寧な剝離操作である．通常は頸部に限局する皮下気腫であれば自然消失するが，気腫が拡大し感染を疑う場合は抗菌薬を投与する．

術後外来での follow での注意点

前述のように，味覚障害は比較的長期にわたり残存する可能性があり，必要に応じて経過観察，治療を行う．また，口蓋扁桃の摘出により代償性に舌扁桃が肥大し，舌扁桃肥大によるいびきや閉塞性呼吸障害や舌扁桃の炎症による咽頭痛や咽喉頭異常感症が起こることがある．

文　献

1) 氷見徹夫，高野賢一，亀倉隆太ほか：扁桃・アデノイドの基礎知識と手術治療に関連する問題点．日耳鼻会報，**119**：701-711，2016．

2) 伊藤真人：明視下パワーデバイスによるアデノイド・口蓋扁桃切除術―安全確実な手術を目指して―．口咽科，**32**：91-96，2019．

3) Lee KD, Lee HS, Hong JC, et al：Diameter of vessels across the tonsillar capsule as an anatomical consideration for tonsillectomy. Clin Anat, **21**：33-37, 2008.

4) 氷見徹夫：アデノイド切除術，口蓋扁桃摘出術のための臨床解剖．JOHNS, **24**：427-430, 2008.

5) 切替一郎：口腔・咽頭の解剖．加我君孝ほか（編）：378-391，新耳鼻咽喉科学第 11 版．南山堂，2013．

6) 原渕保明，今田正信：口蓋扁桃摘出術．耳喉頭頸，**74**：113-118，2002．

7) 菅澤　正：中咽頭手術のための臨床解剖．岸本誠司（編）：174-177，耳鼻咽喉科診療プラクティス 8　耳鼻咽喉科・頭頸部外科のための臨床解剖．文光堂，2003．

8) Jiang ZY：Bleeding after tonsillectomy. Oper. Tech. Otolaryngol, **28**：258-264, 2017.

9) Kitaya S, Kikuchi S, Yahata I, et al：Risk factors of post-tonsillectomy dysgeusia. Auris Nasus Larynx, **47**：238-241, 2020.

Summary　318 例中 33 例で術後 3 ヶ月に味覚障害がみられ，7 例は術後 6 ヶ月でも続いていた．特に，女性と 60 歳未満で高率に味覚障害がみられた．

10) Leong SCL, Karkos PD, Papouliakos SM, et al：Unusual complications of tonsillectomy：a systematic review. Am J Otolaryngol, **28**：419-422, 2007.

Summary　口蓋扁桃摘出術による稀な合併症として，術中の血管損傷，皮下気腫，縦隔炎，環軸椎亜脱臼，味覚障害などがみられる．

11) Barengo JH, Yuen SN, Kennedy P, et al：Subcutaneous emphysema with pneumomediastinum after tonsillectomy：Case report and review of the literature. Int J Pediatr Otorhinolaryngol, **131**：109885, 2020.

12) Dimitrios P, Samuel K, Irina Š：Subcutaneous emphysema with pneumomediastinum after elective tonsillectomy-Case study. Otolaryngol. Case Reports, **21**：100356, 2021.

Summary　17 歳女児が扁桃摘出術当日に頸部痛を訴え，翌日皮下気腫の診断となり抗菌薬投与などにより軽快した症例の報告．

MB ENT, 269：61-66, 2022

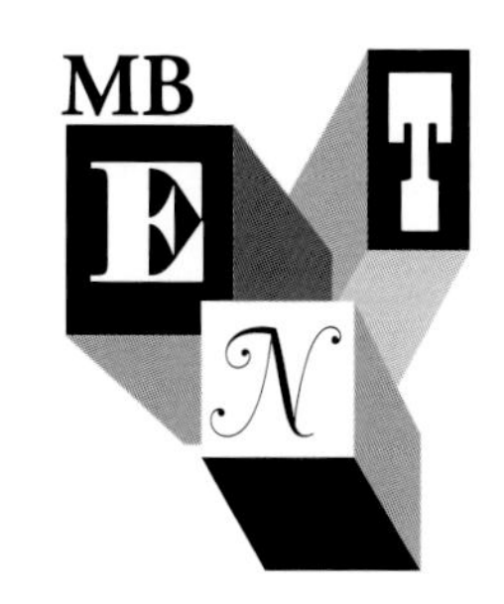

◆特集・耳鼻咽喉科頭頸部外科手術の危険部位と合併症―その対策と治療―

頭頸部手術
1）頸動脈，頸静脈

喜井正士*

Abstract 頭頸部癌の手術において，そのもっとも基本的かつ重要な手術は頸部郭清術である．頸部郭清術は転移またはその可能性があるリンパ節とリンパ管を含む脂肪結合織を筋膜というネットに包んで摘出する手術である．その際，郭清組織を温存可能な頸動脈・頸静脈・神経から剝離，ないしはそれらを切断して摘出することになる．なかでも頸動脈(総頸・内頸・外頸)と内頸静脈から郭清組織を剝離して摘出することが求められるため，これらの血管への手術操作が必要となり，それに伴う合併症が起こりうる．これらについて解説し合併症回避の対策を示した．合併症回避には術前の評価およびプランニングと，術中の愛護的で正確な明視下操作による合併症予防がもっとも大切である．

Key words 総頸動脈(common carotid artery)，内頸動脈(internal carotid artery)，外頸動脈(external carotid artery)，内頸静脈(internal jugular vein)，頸部郭清術(neck dissection)

頭頸部(癌)手術のもっとも代表的なものとして頸部郭清術が挙げられる．頸部郭清術は転移またはその可能性があるリンパ節とリンパ管を含む脂肪結合織を筋膜というネットに包んで摘出する手術である[1]．その際，郭清組織を温存可能な頸動脈・頸静脈・神経から剝離，ないしはそれらを切断して摘出することになる．今回のテーマに関しては，この頸部郭清術における危険部位としての頸動脈(carotid artery；CA)，頸静脈(jugular vein；JV)について取り上げるが，「頸静脈」とは「内頸静脈(internal jugular vein；IJV)」を想定して述べる．

腫瘍と血管の位置関係が厳しくない場合における合併症の回避と対策

1．術前の対策

1）画像検査による評価

頭頸部手術に限らず，術前に画像検査で適切な評価を行うことが合併症回避に重要である．頸部郭清術を施行する前には thin slice CT 画像による評価を行う．なお，頭頸部扁平上皮癌は進行が早いことが多いため，術前2週間以内に撮像されたCT画像で評価する，あるいは撮像後2週間以内に手術を行うなどの対応が望ましい．

また，頭頸部手術症例の高齢化が進んでおり頸動脈超音波検査や頭部MRI検査による脳血管障害リスクの評価が望ましい症例が増加しており，リスク回避のため周術期に抗凝固療法を要する場合もある．特に，頸部に対する放射線治療後長期経過症例では頸動脈狭窄のリスクが高いとされており[2]，高血圧症や糖尿病など複数のリスク因子がある症例とともに術前に頸動脈評価を行うようにしている．

2）手術のプランニング

術前に手術のプランニングを行うことは合併症回避に重要である．特に，これから頭頸部癌専門医を目指す若手医師であれば，術前に手術記録を書き上げてしまうくらいに手術時の手順を頭に叩き込んでおくことが重要である．頸部郭清術の手術手技に関しては成書[3]や各手術手技セミナーを

* Yoshii Tadashi, 〒541-8567 大阪府大阪市中央区大手前3-1-69 大阪国際がんセンター頭頸部外科，副部長

参照されたい.

なお，皮膚切開の3点縫合部がCAやIJVの直上にこないようにデザインする.

2．術中の対策

通常，頸部郭清術においてCAとIJVに対する手術操作は，手術中盤に術野の頭尾側で血管を露出する場面か，終盤に頸動脈鞘を処理する場面においてである.

1）頭側での血管露出時

頸部郭清術の頭側郭清限界は環椎横突起であるが，いきなり環椎横突起レベルでIJVやCAを露出することはできない．まずは，頸部郭清術で重要なメルクマールとなる顎二腹筋後腹をしっかり露出させる．この理由は顎二腹筋後腹の深層に頸動静脈が存在するためであり，顎二腹筋後腹の同定・露出は頸動静脈に関する合併症回避のために重要である．顎二腹筋後腹下縁で筋膜を乳様突起まで切離すれば筋鈎で顎二腹筋後腹を頭側に牽引することが可能となり，環椎横突起を触知できる．外頸動脈(external corotid artery；ECA)が一番内側に位置し，内頸動脈(internal carotid artery；ICA)とIJVは並走してIJVが外側を走行するが，通常IJVを先に露出させる．この際，頸部郭清術の手順からしてすでに胸鎖乳突筋(sternocleidomastoid muscle；SCM)の内側をSCM外縁まで剝離しているかSCMを切除しているはずなので，外側から副神経直上で処理を行って副神経の温存とIJVの同定を同時に進めて血管損傷を回避する．この部位でIJVを損傷すると止血に難渋し，出血下に操作を行うと副神経や舌下神経の損傷に繋がるためブラインド操作は絶対に行わない．なお，副神経はIJVの外側縁か直上を走行することが多いが，裏面を走行することもある．もし，この部分で出血をきたした場合は，出血点を指で押さえて周囲組織に剝離を進めて重要組織(IJV，ICA，ECA，舌下神経，副神経)を確認してから出血点の処置を行う．出血点が高位で確認困難な場合は顎二腹筋後腹を切断すると視野が良くなり処理しやすくなる．ただし，顎二腹筋裏面の顔面動脈やECA本幹の損傷に注意する.

2）尾側での血管露出時

頸部郭清術の尾側郭清限界はレベルⅣまで郭清する場合は鎖骨上縁，レベルⅢまでの場合は肩甲舌骨筋上縁である．鎖骨上縁で総頸動脈(common carotid artery；CCA)とIJVを露出するには，SCMを切離した後，またはSCMを温存する場合はその内側面を後縁まで十分剝離した後，一層ずつ剝離していくと頸動脈鞘に到達する．この際，IJVがCCAより前面に現れるのでIJV前面で頸動脈鞘を切開する．この操作はメスで鋭的に行うのがよい．この段階でIJV前面をしっかり露出しておかないと後で郭清組織を頸動脈鞘から剝離して頭側へ挙上するときに突っ張りとなって出血やリンパ漏などの合併症を引き起こすことに繋がるので，IJV前面の露出は頸動静脈に関する合併症回避のために重要である.

一方，レベルⅢまでの郭清の場合は，肩甲舌骨筋前面を後方まで十分剝離し，SCM内側もSCM外縁まで剝離した後，肩甲舌骨筋上縁の筋膜を切離して筋鈎で肩甲舌骨筋を尾側に牽引すると頸動脈鞘に達するのでこれを切開する．肩甲舌骨筋も頸部郭清術の際に非常に重要なメルクマールとなるが，これは頸動静脈が必ず肩甲舌骨筋の深層に位置するからであり，この筋の前面をしっかり露出することが頸動静脈に関する合併症回避のために重要である.

3）頸動脈鞘の処理時

頭側・尾側での頸動脈鞘の処理は前述したが，ここでは外側から頸動脈鞘に向かって郭清組織が挙上されてきた状況を想定して述べる．頸動脈鞘を切開・剝離して郭清組織を尾側から頭側に向かって剝離挙上するには，まず頸動脈鞘を尾側から頭側までCCA～ICAの全長にわたって露出してねじれを起こさないようにしておくことが重要である．この際，CAの土手腹にメスを当てて頭尾側にわたって露出するとよい．この利点としてCAは触診で拍動を触れるため的を外さないこと，CAの深部へ剝離操作が及んで頸動脈鞘の裏

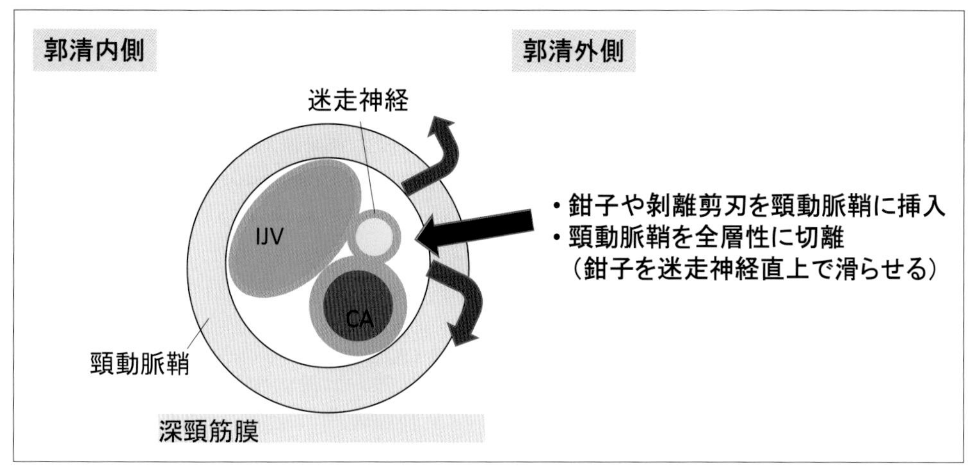

図 1. 頸動脈鞘の処理

面から交感神経を損傷しないことが挙げられる.

頸動脈鞘の切開・剝離に関しては様々な方法があるが，我々の施設では先端が細いモスキート鉗子や剝離剪刃を頸動脈鞘に挿入して頸動脈鞘を全層性に頭尾側にわたって切離するようにしている(図 1). その際, 鉗子を迷走神経直上で滑らせて切離し迷走神経を明視下に置いて損傷しないように心掛けている. この操作により特に術野尾側端で誤って迷走神経を切断してしまうことを回避できる.

静脈角ではリンパ漏・乳び漏を予防するためリンパ管の処理に注意する．迷走神経を損傷しないよう, モスキート鉗子を頸動脈鞘頭側から静脈角で露出したIJV 外側縁に向けてリンパ管の下をくぐらせるように通して処理するが, くぐらせる回数をできるだけ少なくして(2〜3 回)結紮とエナジーデバイスによるいわば 2 重結紮としている．この際，鉗子を強く開くとリンパ管を損傷するので愛護的に操作を行い，結紮も緊張をかけてリンパ管を損傷しないよう細心の注意を払って丁寧に行う.

さらに，郭清組織を尾側から頭側まで頸動脈鞘・IJV・CA から剝離を進めるが，IJV からの剝離においては分枝を丁寧に処理することが重要である．エナジーデバイスでの処理でも後出血しないとの発表も多いが，我々の施設では IJV の分枝に関しては基本的に結紮処理を行っている．なお，この IJV の分枝処理の際に注意すべきこととして，静脈壁ギリギリで処理しないこと，および組織に緊張をかけすぎないようにすることが挙げられる．前者の利点は処理後に IJV にくびれが生じて血栓の原因となることの回避や処理後の出血にも対処しやすいこと，後者の利点は処理時に IJV の損傷を回避することである．IJV の損傷をきたしても修復可能な場合は損傷部を 6-0 血管縫合糸で縫合して止血し，くびれを生じないように修復する.

最後に，摘出前に ECA からの剝離時には分枝(上甲状腺動脈，舌動脈，顔面動脈)の損傷に注意を行い，舌下神経周囲の静脈から出血させないこと(丁寧な結紮やエナジーデバイスによる処理)，顔面静脈の処理を行って郭清組織を摘出する.

腫瘍と血管の位置関係が厳しい場合における合併症の回避と対策

1．術前の対策

1）画像検査による評価

Thin slice CT 画像による評価の他，CA との剝離が可能かどうかに関しては MRI 検査や超音波検査による評価が望ましい．CA と 180° 以上接している・頭尾側に長く癒着高度が認められる・深頸筋への浸潤が高度であるなどの症例は根治切除不能と判断して手術を回避する.

術前画像の評価では剝離可能と判断されるも，術中に CA の破綻から結紮切断のリスクが考慮される場合は頸動脈バルーン閉塞試験も検討しておく.

また，初回治療前の画像検査で放射線治療後に腫瘍の遺残や再発を生じた際に救済切除困難と考えられる症例(多くの場合は頭尾側端にサイズが

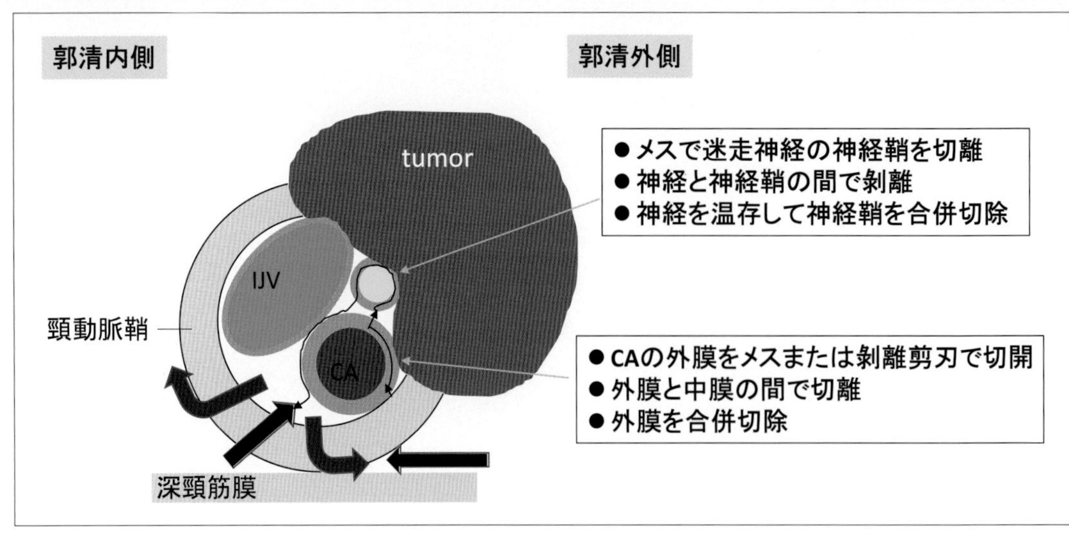

図 2. CA に癒着する腫瘍に対する頸動脈鞘の処理

大きいまたは節外浸潤が疑われる転移リンパ節症例，あるいはCAに高度癒着が疑われる転移リンパ節症例）に対しては頸部郭清術を先行して行い，術後に放射線治療（化学療法同時併用）を行うことも考慮する．

2）手術のプランニング

何を残して，何を犠牲にするかを術前に熟考して決めておく．もちろん術中判断となる箇所はあるが，術中判断する箇所が多いと手術時間超過に繋がり合併症のリスクも高まる．予想される術後の機能障害に関して十分なICが必要である．

通常と異なるアプローチについても検討しておく．

2．術中の対策

1）予定した手順通りに手術を進める

まずはプランニング通りに手術を進める．容易な箇所から攻めて，難所は周囲から剝離を進めて可動性を増してから攻め落とす．

2）手術操作について

(1) 放射線治療後の手術の場合

瘢痕化が著しい場合は剝離操作が困難である．鈍的剝離を行うと瘢痕よりも裂けやすい腫瘍内で剝離が進むことがあり注意を要する．メスでの鋭的剝離を要することが多い．

(2) 頭側で病変が厳しい場合

頭側で厳しい箇所以外から剝離を進めていき，病変周囲の可動性を高めてから最後にアプローチする．

頭側端でICA・ECA・IJVが剝離されて処理可能とならなければ切除できない．必要があれば顎二腹筋後腹や茎突舌骨筋を切断して上記血管の頭側端を確保できるようにする．茎突下顎靱帯も切離してさらに頭側の視野を確保することもできる．多くの場合IJVは温存できないのであらかじめIJVは静脈角より頭側で2重穿通結紮して切断しておくが，中甲状腺静脈などが温存できる場合はその分岐部より頭側で結紮切断するように配慮する．可能な限り患側の外頸静脈は温存を試みる．病変の頭側と尾側の血管・神経に血管テープをかけて愛護的に牽引しながら鋭的剝離を進める．CCA〜ICAの血流を保つように摘出を試みる．迷走神経を高位で切断すると嚥下機能が著しく低下するので，可能な限り迷走神経も温存を試みる．ECAも切断を余儀なくされる場合が多いが，末梢側と中枢側で2重穿通結紮して切断する．

CAに癒着している場合は，CAの外膜下に剝離して外膜で腫瘍を包み込むようにして摘出する（図2）．この際，メスや鉗子でCAを損傷しないように慎重に操作を進める．

(3) 尾側で剝離困難な場合

尾側で厳しい箇所以外から剝離を進めていき，病変周囲の可動性を高めてから最後にアプローチする．

尾側端でCCA・IJVが剝離されて処理可能とならなければ切除できない．多くの場合IJVは温存

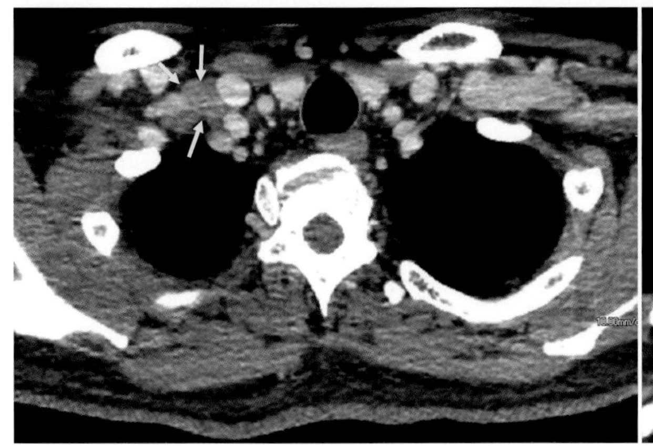

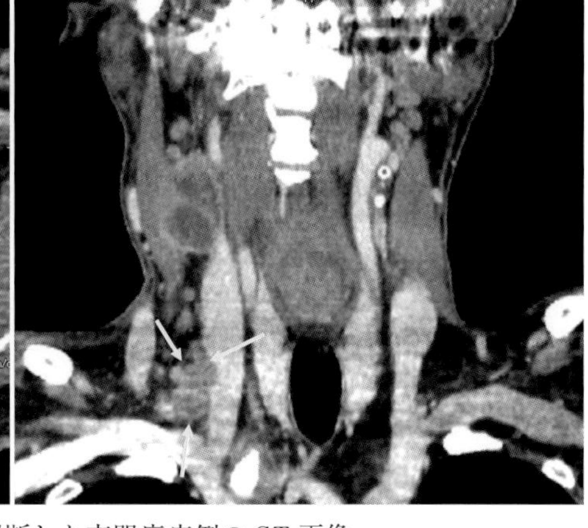

図 3. 化学放射線療法では手術困難と判断した声門癌症例のCT画像
右中上頸部と右静脈角に転移リンパ節あり，頸部郭清術を先行し，その後，化学放射線療法の方針となった

できないので，あらかじめIJVは頭側で2重穿通結紮して切断しておく．可能な限り患側の外頸静脈は温存を試みる．静脈角でIJVを結紮切断できなければ胸鎖骨の切断を行って鎖骨下静脈や腕頭静脈を明視下に置いて中枢側で静脈の切断を行う．なお，鎖骨を切断する場合は残存鎖骨を短くしておかないと術後体動時に骨断端で大血管を損傷してしまうリスクがあり，骨断端はヤスリなどでスムーズにしておく．

頸動脈鞘の裏面に進展する腫瘍においては，椎骨動静脈系からの枝を処理する必要があるが，CCA・迷走神経・IJVに血管テープをかけて愛護的に牽引しながら処理しないと思わぬ出血をきたして止血に難渋したり，椎骨動静脈を損傷する危険性がある(図3，4)．

リンパ漏のリスクは高く，リンパ管を丁寧に結紮切断する．

術中にリンパ漏が止まらない場合は，顕微鏡下に漏出部位を確認して血管吻合用の9-0縫合糸で修復を試みる(形成外科医の協力が必要)．閉創前に胸腔内圧を高めて維持してもらい，リンパ漏がないか確認する．閉創時にドレーンを留置して鎖骨上窩にしっかり陰圧がかかるようにしておく．

術後の合併症に関する注意点

1．入院時

1）出　血

早期発見して対処する．看護師が異常を疑って連絡してきた場合は必ず医師が問題ないか確認する．ドレーンの廃液だけでは判断できないことがあり注意が必要である．静脈性出血では出血性ショックで致命的になる確率は低いが，上気道の浮腫をきたして致命的な上気道狭窄から窒息に至る危険性がある．特に，術当日が要注意であり，早急な対応(本人・家族への説明，人員の確保，手術室への連絡，開創など)を要する．

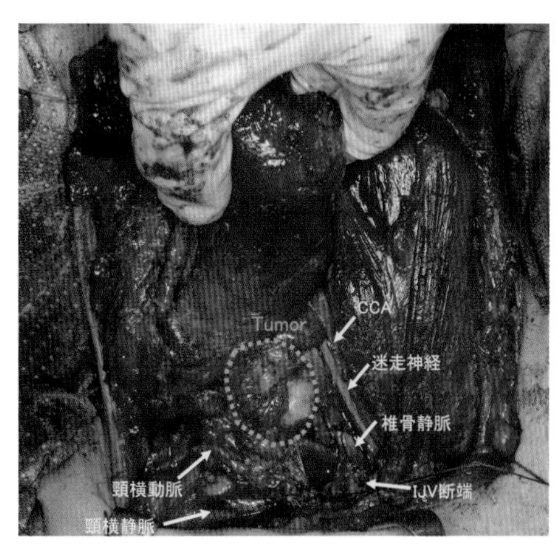

図 4. 右mRND
最後に静脈角のリンパ節を処理して摘出した

動脈性出血の場合，急激な血性ドレーン廃液の増量・頸部腫脹・バイタルサインの変化を認め，至急の対応が必要である．

圧迫止血を行い，手術室へ搬送して開創し，出血点を確認して指で圧迫止血する．凝血塊を除去して生理食塩水で創部を洗浄し，出血点周囲の重要組織を確認し，縫合止血可能であれば行うが，不可能であれば健常部で結紮切断する．縫合止血部は脆弱であるため，有茎組織移植(大胸筋皮弁やDP皮弁など)での被覆を考慮する．

2）ドレナージ

創部のドレナージが維持されていることが重要である．ドレーン管内の血餅によるドレナージ不全が起こらないよう，ミルキングローラーを使用してドレーン管内が閉塞しないように注意する．持続陰圧がかかっていることを確認する．ドレーン感染をきたさないように注意し，術後4～7日程度で抜去する．

3）リンパ漏・乳び漏

乳び漏や大量のリンパ漏を認めれば脂肪制限食への変更や経静脈栄養管理を要する．感染に注意してドレナージを維持する．ソマトスタチンアナログであるオクトレオチドが消化液の分泌抑制作用とリンパ管の内皮細胞や平滑筋に存在するソマトスタチン受容体を介した平滑筋収縮作用により胸管流量を減少させてリンパ漏の保存的治療に有用との報告[4]があり，使用を検討する．その他の保存的治療としてリピオドールリンパ管造影が難治性乳び漏に有用であったとの報告[5]もあり，我々の施設でも最近使用例を経験し著効を得た．

2．退院後外来フォロー時

咽頭壊死などから感染がCA・IJVへ波及しての出血やSCMを切断している場合は経皮的感染からのCA・IJV破綻による出血は稀だが起こりうる．また，血管周囲に再発病変が出現し致命的出血を起こすこともある．壊死，感染と再発の早期発見により対処を行うことになるが，致命的結末が避けられないことも多く，術前・術中に合併症を予防する対策を講じておくことが大切である．なお，我々の施設では術中の血管トラブル回避のため血管内留置針を付けた50 mLのシリンジで生理食塩水を血管，残存させる組織および頸部の挙上した皮弁に常時散布することで乾燥による組織損傷を予防するように徹底している[6]．

最後に

頭頸部手術において生じうる頸動脈・頸静脈の合併症の回避と対策について述べた．「腫瘍と血管の位置関係が厳しい場合における合併症の回避と対策」で述べたような難治手術は頭頸部癌専門医と専門医施設で対処すべきものであり，これから頭頸部癌手術に取り組む若手医師においてはそれ以外の項目を参照していただければ幸いである．COVID-19パンデミック下での手術見学はやや憚られる面もあるが，機会があれば専門医施設での手術見学をお勧めしたい．

文　献

1）長谷川泰久：8 頸部の解剖：頸部郭清術のための臨床解剖．岸本誠司(編)：198-204，耳鼻咽喉科診療プラクティス 8　耳鼻咽喉科・頭頸部外科のための臨床解剖．文光堂，2002．

2）Cheng SW, Wu LL, Ting AC, et al：Irradiation-induced extracranial carotid stenosis in patients with head and neck malignancies. Am J Surg, **178**：323-328, 1999.

Summary　頭頸部領域に放射線治療を受けた症例のうち，観察期間5年経過が5年未満の症例に対して，5年以上の症例で有意に頸動脈狭窄の有病率が高かった．

3）長谷川泰久：愛知県がんセンター　頸部郭清術．金芳堂，2016．

4）田中顕太郎，大幸宏幸，櫻庭　実ほか：術後頸部リンパ漏に対するソマトスタチンアナログの有効性の検討．頭頸部癌，**34**：568-571，2008．

Summary　頭頸部領域における難治性頸部郭清術後リンパ漏8症例に対してソマトスタチンアナログを投与したところ，半数で有効であり，治療の選択肢の一つとなり得る．

5）花田圭太，畑　啓昭，大谷哲之ほか：鼠径リンパ管穿刺によるリンパ管造影が有用であった食道癌術後乳糜胸の1例．日臨外会誌，**77**：322-327，2016．

6）栗田智之：「おしめり」で「おもてなし」―遊離組織移植による頭頸部再建における合併症予防のために―．形成外科，**60**(増刊号)：108-115，2017．

Summary　頭頸部再建手術において術野に生理食塩水を常時散布することで血管の乾燥を防ぐように工夫したことで，術中血栓や血管再吻合率が減少した．

MB ENT, 269：68-72, 2022

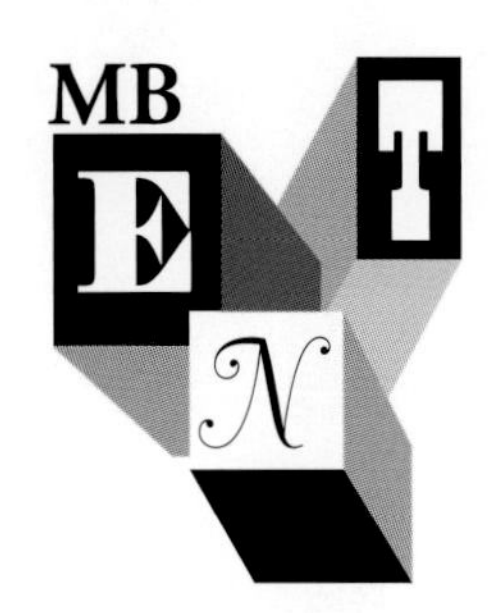

◆特集・耳鼻咽喉科頭頸部外科手術の危険部位と合併症―その対策と治療―

頭頸部手術
2）迷走神経～反回神経・副神経

篠﨑　剛*

Abstract　頭頸部には様々な神経が走行しており手術操作による神経障害を可及的に避ける必要がある．頸部手術で障害されることが多い迷走神経から上喉頭神経，反回神経と副神経について述べた．神経解剖を熟知するのは当然だがバリエーションの頻度や破格についても熟知して手術に臨む必要がある．反回神経をはじめとした神経の同定には神経刺激装置が有用である．神経走行を肉眼的に温存しても牽引や通電，熱伝播などによって神経線維が障害を受け，機能障害をきたすことがあるため術中は神経を愛護的に扱う必要がある．神経をやむなく切断する場合は神経再建の検討や術後リハビリを行い，障害を最小限にとどめるべきである．

Key words　迷走神経(vagus nerve)，上喉頭神経(superior laryngeal nerve)，反回神経(recurrent nerve)，副神経(accessory nerve)，術後リハビリ(postoperative rehabilitation)

頭頸部には数多くの神経が走行しており，手術操作によって神経が障害されるとそれに伴う症状によってQOLが長期にわたって低下することがある．本稿では頸部手術によって麻痺が起こる頻度の高い神経である迷走神経～反回神経および副神経について述べる．

迷走神経～反回神経

1．迷走神経

迷走神経は様々な成分を含み，運動性成分，内臓運動性成分，内臓感覚性成分，一般知覚性成分からなる．ここでは頸静脈孔を出てから頸部までについて記載する．頭蓋内および胸腹部の詳細については成書を参照されたい．

1）成　分

迷走神経は主に下記4成分からなる．

- 運動性成分は咽頭枝，上喉頭神経，下喉頭神経(反回神経)に分かれて咽喉頭の筋肉に分布する．
- 内臓運動性成分は咽喉頭の粘膜に作用する分泌成分である神経節を刺激する．胸腔内では肺，心臓，食道神経叢に分布する．
- 内臓感覚性成分は胸腹部で腸管，食道，心臓，肺気管支からの枝を受ける．
- 一般知覚性成分は咽頭，喉頭，耳介と外耳道皮膚，鼓膜の外側面，後頭蓋窩の硬膜からの知覚を伝達する．

このように非常に多彩な成分を含むため頸部郭清中の通電で徐脈になる，耳かきをして咳がでるなど迷走神経刺激による多彩な症状を呈する．

2）解　剖

迷走神経は舌咽神経，副神経とともに頸静脈孔を出た後に下神経節を形成し咽頭枝続いて上喉頭神経を分枝する．その後は頸動脈鞘の中で頸動脈の外側を走行し確認しやすい(図1)．

咽頭枝は頸静脈孔直下の下神経節を横切り，内頸動脈と外頸動脈の間を走行して咽頭神経叢を形成する．上・中・下咽頭収縮筋，口蓋挙筋，耳管咽頭筋，咽頭口蓋筋，舌口蓋筋などを支配する．

3）迷走神経の損傷

頸動脈鞘を走行する太い神経線維であるため同定は容易であることが多い．牽引や通電の刺激などによって心臓血管反射をきたし徐脈や心停止と

* Shinozaki Takeshi，〒277-8577 千葉県柏市柏の葉6-5-1　国立がん研究センター東病院頭頸部外科，医長

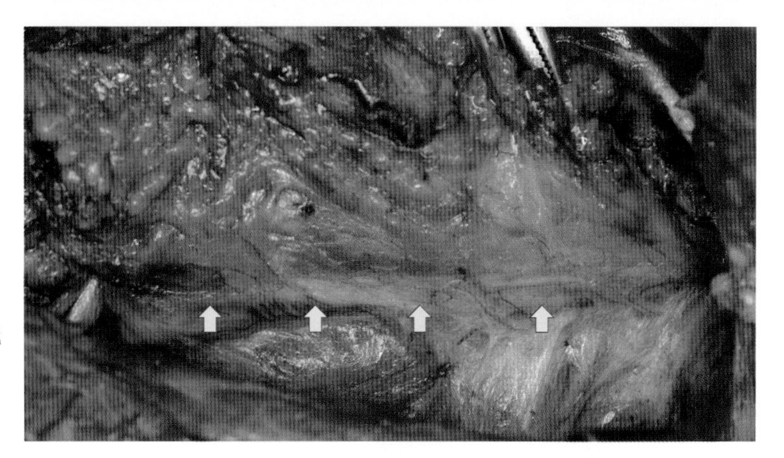

図 1.
迷走神経本幹
左保存的頸部郭清で外側の郭清組織を内頸静脈前方に引き上げた状態.
頸動脈鞘内の迷走神経が透見できる

なることがある．また，線維として残っていても迷走神経線維の変性によると考えられる術後の喉頭麻痺をきたすこともある．術中の愛護的な操作が必要である．

リンパ節浸潤などによりやむを得ず合併切除する場合は，迷走神経反射を防ぐために麻酔科医にアトロピン静脈注射を行ってもらい，切断部位の中枢側と末梢側に27 G針でリドカインを局注してから切断している．迷走神経の神経鞘腫手術については成書を参照されたい．

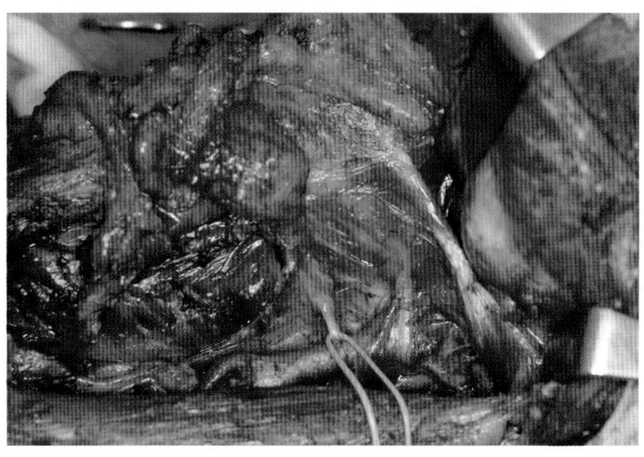

図 2. 上喉頭神経内枝
下咽頭喉頭全摘出術にむけて上喉頭神経内枝を剖出したところ．甲状舌骨間膜にむけて走行している

2．上喉頭神経

1）内　枝

上喉頭神経は迷走神経の下神経節（節状神経節）から内枝と外枝に分かれる．内枝は知覚神経で甲状舌骨膜を貫いて喉頭内に入り粘膜に分布する（図 2）．障害されると咽喉頭の知覚が低下し誤嚥の原因となり得る．特に，両側の上喉頭神経内枝が障害されると深刻な嚥下障害をきたす．舌骨周囲の郭清や咽喉頭の部分切除術を行う際に愛護的に扱う必要がある．

2）外　枝

外枝は運動成分と知覚成分からなり，甲状軟骨の後外側に沿って下咽頭収縮筋表面を斜前方に走行し胸骨甲状筋の下を通り輪状軟骨の外側前面に位置する輪状甲状筋に分布する．一部は輪状甲状筋を貫いて喉頭粘膜（知覚枝）に分布する．

上喉頭神経外枝が障害されると輪状甲状筋の運動が障害され，高い声が出しにくくなる．外枝損傷のリスクが高いのは甲状腺上極の処理を行うときである．Cernea らは甲状腺腫大を伴う症例では上喉頭神経外枝と甲状腺上極の距離が近くなり，神経損傷リスクが高くなるとしている[1]．甲状腺上極周囲の血管などを粗雑にまとめて処理したりせず，丁寧に構造物を同定しながら処理するように心がけている．

3．下喉頭神経（反回神経）

1）解　剖

下喉頭神経（反回神経）は運動成分と知覚成分からなり左右で走行が異なる．右反回神経は鎖骨下動脈の高さで迷走神経から分かれ，鎖骨下動脈を前方から後方にまわり下甲状腺動脈の腹側もしくは背側を通って気管食道溝を上行して輪状咽頭筋下極の高さで斜前方に向かい，輪状関節後面から下喉頭動脈とともに喉頭内に入る．左反回神経と比較して気管から離れて走行している．左反回神経は大動脈弓の高さで迷走神経から分かれ，大動脈弓の裏を通り気管食道溝を上行し輪状関節後面か

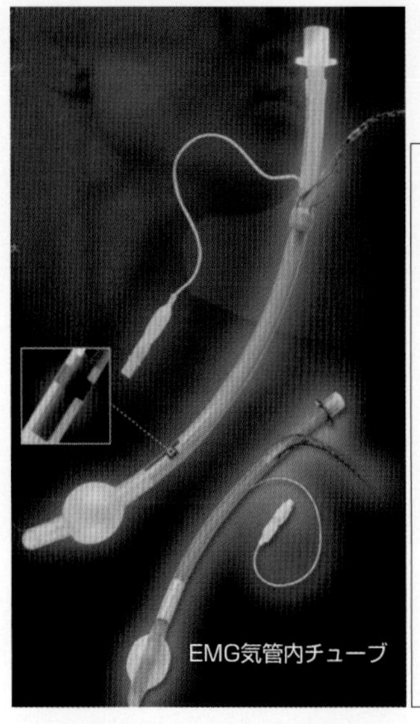

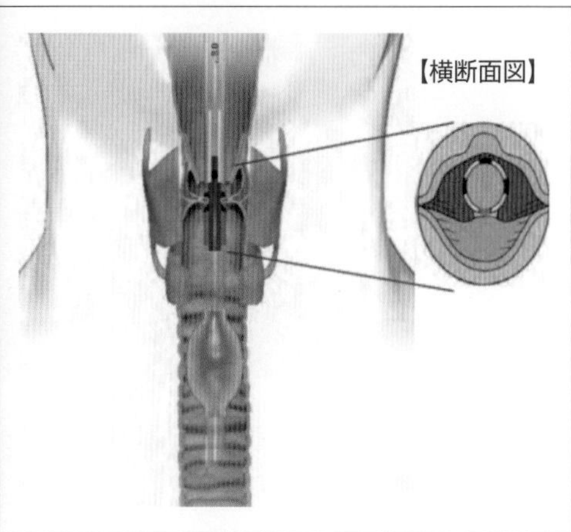

図 3.
EMG電極付き気管内チューブ
青色の電極で声帯筋の収縮時の電位変化を感知する
(日本メドトロニック社提供)

ら下喉頭動脈とともに喉頭内に入る．右側と比較して気管食道溝に沿って走行していることが多い．

喉頭進入前に2分枝や3分枝となっていることもあり輪状軟骨から0.6～3.5 cmの位置で分岐していることが多いと報告されている．日本人における反回神経と下甲状腺動脈との交叉パターンについてはHirata[2]が詳細に報告しており，右側では下甲状腺動脈の前を通るものが32.4%，後方を通るものが26.7%，分枝の間を通るものが40.9%．左側では前を通るものはわずかに4.9%，後方が65.8%，分枝の間を通るものが29.3%である．様々な交叉様式があることを念頭に丁寧な操作が必要である．腫瘍や術中の甲状腺牽引などによって反回神経が通常走行しない部位に現れることもあるので変位を想定して手術を行う必要がある．

2）非反回神経

非反回神経は0.5～6%の頻度で認められる．胎生期の発生異常であり，その機序からほとんどが右側である．Toniatoら[3]は非反回神経の走行を分類しており，下甲状腺動脈の高さで横走して喉頭に向かうものが多いとしている．鎖骨下動脈の起始異常や腕頭動脈の欠損は非反回神経である可能性を示している．内臓逆位の可能性も含めてCTで評価しておくことにより術前から予測可能である．

3）術中モニタリング

術中の反回神経の同定方法として術中神経モニタリングの有用性が報告されている[4)5)]．全身麻酔時にEMG気管内チューブで気管内挿管を行いカフ手前の電極が披裂部に接するように留置する(図3)．

- 術中神経モニタリング(intraoperative neuromonitoring；IONM)

反回神経(迷走神経)刺激時に声帯筋の収縮をとらえることができる．反回神経の同定(分枝や非反回神経含む)や上喉頭神経外枝の同定，術中の反回神経麻痺の評価，神経障害部位の同定などに利用可能である(図4)．

- 術中持続神経モニタリング(continuous intraoperative nerve monitoring；CIONM)

CIONMは反回神経の中枢側である迷走神経を持続的に刺激して声帯筋を収縮させ，電極付きの挿管チューブで声帯筋の筋電図をモニタリングすることにより迷走神経～反回神経～声帯筋の刺激連続性を持続的に評価する方法である．術中に迷走神経を露出しAPS電極を迷走神経に取り付ける必要がある(図5)．IONMと異なり術中操作による神経損傷を予測できることが利点とされ術後反回神経麻痺発生率低下が期待されている．これら術中神経モニタリングは保険適用となっている(K930-2 脊髄誘発電位測定等加算 甲状腺又は副甲状腺の手術に用いた場合　3,130点)．

4）反回神経障害

反回神経が障害されると声帯運動が障害されるため嗄声，発声持続時間の短縮，誤嚥などの症状

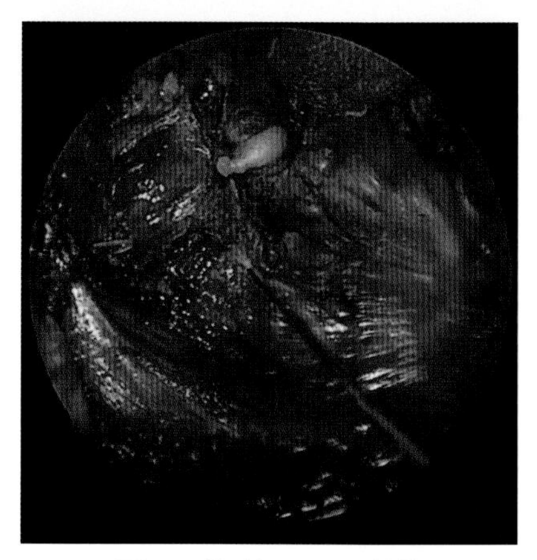

図 4. 針電極による刺激
内視鏡補助下甲状腺手術の画像.
黒い棒状の刺激電極で反回神経を
刺激し声帯運動を確認した

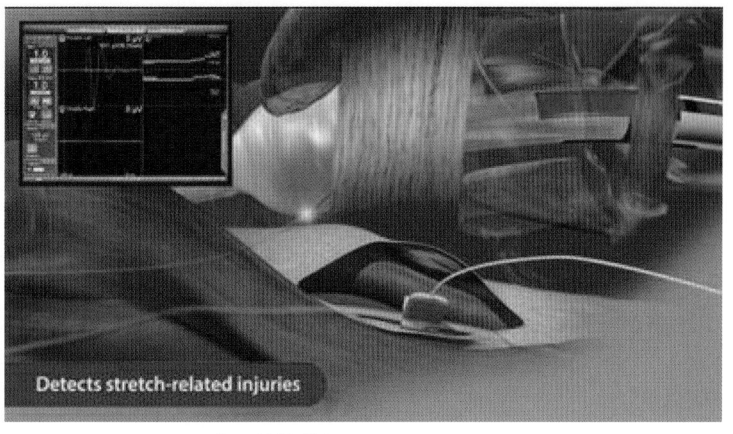

図 5. 術中持続神経モニタリングのシェーマ
クリップ状のAPS電極(黄色)を迷走神経にとりつけ, 持続的に刺激を行う. 迷走神経～反回神経～声帯筋への電気刺激が遮断されると持続的に感知されていた声帯筋運動が感知されなくなり警告される
(日本メドトロニック社提供)

が起こる. 特に, 高齢者においては誤嚥による肺炎が危惧され, 術後の経口摂取に注意が必要である. 両側の反回神経麻痺の場合は両側声帯が正中位で固定し気道狭窄をもたらす. 両側反回神経を操作する手術の場合は麻酔終了の抜管時にすぐに気管開窓して気道確保できるよう準備しておく必要がある.

反回神経をやむを得ず切断した場合は声帯萎縮予防目的にルーペや顕微鏡下に神経の端々吻合や神経間置移植, 神経再生誘導チューブ留置などを検討する. 声帯運動は回復しないが声帯の萎縮を防ぐことにより最長発声時間短縮防止が期待できる. 悪性腫瘍の治療が落ち着いた段階で音声改善手術(枠組み手術, 声帯内注入術など)を検討する.

副神経

1) 解　剖

副神経は舌咽神経, 迷走神経とともに頸静脈孔を出たあとに内頸静脈に沿って下行し顎二腹筋後腹の高さで内頸静脈から離れて後方へ向かう. 胸鎖乳突筋, 僧帽筋にそれぞれ分布する. 胸鎖乳突筋に入ってから僧帽筋枝を分岐することが多いが, 胸鎖乳突筋に入る前に僧帽筋枝を分岐することもある(図6). 後頸三角で第2, 第3頸部神経からの合流があり, さらに僧帽筋の下で第3, 第4頸部神経との叢形成を認めることも多い.

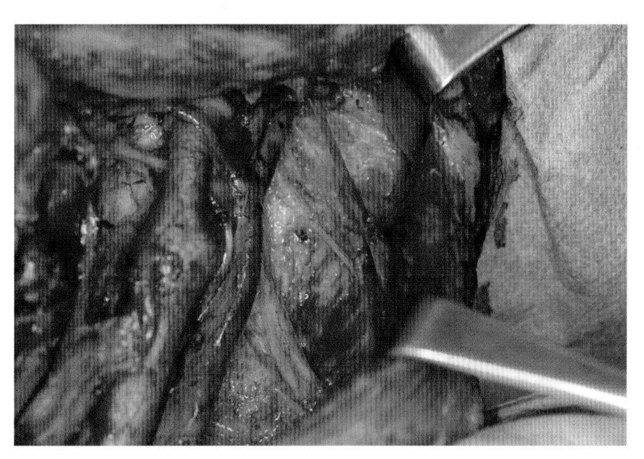

図 6. 副神経
左副神経が胸鎖乳突筋に入っている. 胸鎖乳突筋の手前で分枝は認めなかった

後頸部では大耳介神経が胸鎖乳突筋の後縁から現れる部位(Erb's point)の頭側約0.5～2.5 cmで副神経僧帽筋枝を確認できることが多いとされている. 胸鎖乳突筋を出てから僧帽筋に入るまでは皮下の脂肪層を後背側方向に斜走する.

当院では胸鎖乳突筋内側を前縁から後縁に剝離し, その際に副神経を確認している. 顎二腹筋後腹を確認した後にその深部で内頸静脈を確認し, 続いて副神経を胸鎖乳突筋から中枢側へ追っている. こうした確認により副神経温存時に内頸静脈の損傷を起こさぬようにしている.

2) 損傷の注意点

図7は右頸部郭清の写真である. 副神経が内頸

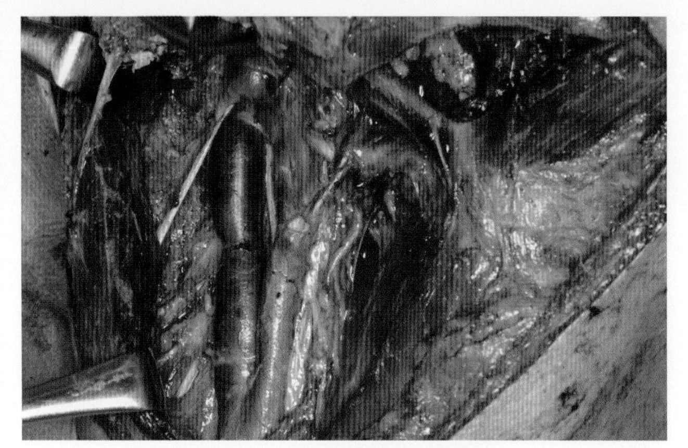

図 7. 内頸静脈を貫く副神経
右副神経が内頸静脈を貫いている

静脈を貫いている．このような破格があることを認識しながら操作を行わないと内頸静脈や副神経を損傷してしまうことがある．

Hollinshead[6]は約70％の症例で内頸静脈の腹側を通過し，約27％で内頸静脈の背側を通過，3％程度は内頸静脈を貫通すると報告している．

郭清野における上縁付近の操作は副神経が内頸静脈を貫いている可能性も忘れずに時間をかけて丁寧に行う必要がある．

3）副神経障害

副神経を温存した場合においても僧帽筋の脱神経率は3ヶ月以内で49～59％と報告されている[7]．その多くは軸索障害であり6～12ヶ月で回復するとされているが，麻痺が起こっている間は肩周囲関節の拘縮や他の筋の代償による筋肉痛などの障害が起こり得る．温存した副神経に対して熱や通電を避ける，強い牽引を行わない，栄養血管を可能なら残す，などの愛護的な操作が必要である．

4）神経再建

副神経を切断した場合は神経再建も検討する．副神経は頸静脈孔を出てから頸部神経からの複数の神経合流があるため，頸部の高い位置で副神経を切断しても，僧帽筋の麻痺は完全な麻痺にはならないことが多い．副神経再建の意義については古くから報告されており，副神経縫合や大耳介神経移植によって僧帽筋機能の回復が得られると報告されている．ただし，これらの報告は術後治療が行われていない時代のものであり，副神経を合併切除する症例ではリンパ節節外浸潤を伴っていることが多く，術後に化学放射線療法の適応となることが多い．神経移植後数週で化学放射線療法を行う場合の神経再建の効果については検討を要する．副神経の障害に対してはリハビリテーションの有用性が報告されており，上肢可動域の改善が得られる[8][9]．

参考文献

1）Cernea CR, Nishio S, Hojaij FC：Identification of the external branch of the superior laryngeal nerve（EBSLN）in large goiters. Am J Otolaryngol, **16**（5）：307-311, 1995.

2）Hirata K：Relationship between the recurrent laryngeal nerve and the inferior thyroid artery in Japanese. Kaibogaku Zasshi, **67**（5）：634-641, 1992.

3）Toniato A, Mazzarotto R, Piotto A, et al：Identification of the nonrecurrent laryngeal nerve during thyroid surgery：20-year experience. World J Surg, **28**（7）：659-661, 2004.

4）Cai Q, Guan Z, Huang, et al：The usefulness of preoperative computed tomography and intraoperative neuromonitoring identification of the nonrecurrent inferior laryngeal nerve. Eur Arch Otorhinolaryngol, **270**（7）：2135-2140, 2013.

5）Gurleyik E, Gurleyik G：Nonrecurrent Laryngeal Nerve in the Era of Intraoperative Nerve Monitoring. Adv Med, **2016**：1606029, 2016.
Summary 右236本の迷走神経を同定刺激したところ3例で声帯運動信号が得られなかった．3例は非反回神経であった．

6）Hollinshead WH：Anatomy for surgeons：497-498, The Head and Neck-3 thed. Hoeber-Harper, 1985.

7）Nibu K, Ebihara Y, Ebihara M, et al：Quality of life after neck dissection：a multicenter longitudinal study by the Japanese Clinical Study Group on Standardization of Treatment for Lymph Node Metastasis of Head and Neck Cancer. Int J Clin Oncol, **15**（1）：33-38, 2010.

8）鬼塚哲郎：頸部郭清術後の副神経障害とリハビリテーション．頭頸部外科, **26**（3）：307-310, 2016.

9）大月直樹，丹生健一：頸部郭清術後の肩・上肢運動機能のリハビリテーション．JOHNS, **27**（4）：630-633, 2011.

FAX による注文・住所変更届け

改定：2015 年 1 月

毎度ご購読いただきましてありがとうございます.

読者の皆様方に小社の本をより確実にお届けさせていただくために，FAX でのご注文・住所変更届けを受けつけております．この機会に是非ご利用ください.

◇ご利用方法

FAX 専用注文書・住所変更届けは，そのまま切り離して FAX 用紙としてご利用ください．また，注文の場合手続き終了後，ご購入商品と郵便振替用紙を同封してお送りいたします．**代金が 5,000 円をこえる場合，代金引換便とさせて頂きます**．その他，申し込み・変更届けの方法は電話，郵便はがきも同様です.

◇代金引換について

本の代金が 5,000 円をこえる場合，代金引換とさせて頂きます．配達員が商品をお届けした際に，現金またはクレジットカード・デビットカードにて代金を配達員にお支払い下さい(本の代金＋消費税＋送料)．(※年間定期購読と同時に 5,000 円をこえるご注文を頂いた場合は代金引換とはなりません．郵便振替用紙を同封して発送いたします．代金後払いという形になります．送料は定期購読を含むご注文の場合は頂きません)

◇年間定期購読のお申し込みについて

年間定期購読は，1 年分を前金で頂いておりますため，代金引換とはなりません．郵便振替用紙を本と同封または別送いたします．送料無料，また何月号からでもお申込み頂けます.

毎年末，次年度定期購読のご案内をお送りいたしますので，定期購読更新のお手間が非常に少なく済みます.

◇住所変更届けについて

年間購読をお申し込みされております方は，その期間中お届け先が変更します際，必ずご連絡下さいますようよろしくお願い致します.

◇取消，変更について

取消，変更につきましては，お早めに FAX，お電話でお知らせ下さい.

返品は，原則として受けつけておりませんが，返品の場合の郵送料はお客様負担とさせていただきます．その際は必ず小社へご連絡ください.

◇ご送本について

ご送本につきましては，ご注文がありましてから約 1 週間前後とみていただきたいと思います．お急ぎの方は，ご注文の際にその旨をご記入ください．至急送らせていただきます．2〜3 日でお手元に届くように手配いたします.

◇個人情報の利用目的

お客様から収集させていただいた個人情報，ご注文情報は本サービスを提供する目的(本の発送，ご注文内容の確認，問い合わせに対しての回答等)以外には利用することはございません.

その他，ご不明な点は小社までご連絡ください.

株式会社 全日本病院出版会
〒113-0033 東京都文京区本郷 3-16-4-7 F
電話 03(5689)5989　FAX03(5689)8030　郵便振替口座 00160-9-58753

年　　月　　日

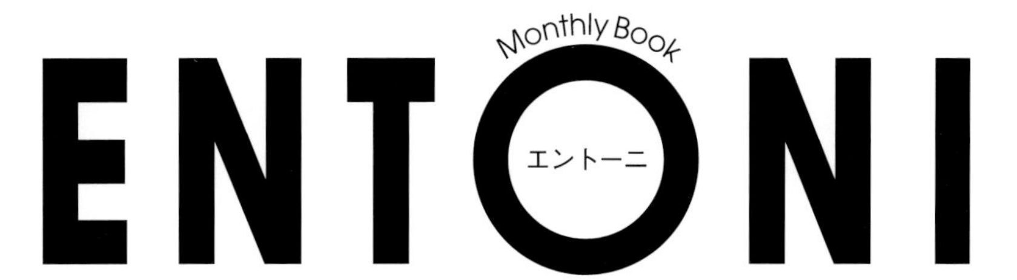

FAX 専用注文書

「Monthly Book ENTONI」誌のご注文の際は，このFAX専用注文書もご利用頂けます．また電話でのお申し込みも受け付けております．
毎月確実に入手したい方には年間購読申し込みをお勧めいたします．また各号1冊からの注文もできますので，お気軽にお問い合わせください．

バックナンバー合計5,000円以上のご注文は代金引換発送

—お問い合わせ先—
㈱全日本病院出版会　営業部
電話 03(5689)5989　　FAX 03(5689)8030

□年間定期購読申し込み　No.　　から

□バックナンバー申し込み

No.　－　冊	No.　－　冊	No.　－　冊	No.　－　冊
No.　－　冊	No.　－　冊	No.　－　冊	No.　－　冊
No.　－　冊	No.　－　冊	No.　－　冊	No.　－　冊
No.　－　冊	No.　－　冊	No.　－　冊	No.　－　冊

□他誌ご注文

冊	冊

お名前	フリガナ 印	電話番号
ご送付先	〒　－ □自宅　□お勤め先	
領収書　無・有（宛名：　）		

FAX 03-5689-8030 全日本病院出版会行

全日本病院出版会行
FAX 03-5689-8030

年　月　日

住所変更届け

お名前	フリガナ	
お客様番号		毎回お送りしています封筒のお名前の右上に印字されております8ケタの番号をご記入下さい。
新お届け先	〒　　都道府県	
新電話番号	(　　)	
変更日付	年　月　日より	月号より
旧お届け先	〒	

※ 年間購読を注文されております雑誌・書籍名に✓を付けて下さい。

- □ Monthly Book Orthopaedics（月刊誌）
- □ Monthly Book Derma.（月刊誌）
- □ 整形外科最小侵襲手術ジャーナル（季刊誌）
- □ Monthly Book Medical Rehabilitation（月刊誌）
- □ Monthly Book ENTONI（月刊誌）
- □ PEPARS（月刊誌）
- □ Monthly Book OCULISTA（月刊誌）

FAX 03-5689-8030
全日本病院出版会行

Monthly Book ENTONI バックナンバー

次号予告

耳鼻咽喉科医が知っておきたい薬の知識
―私はこう使う―

No. 270（2022年5月増刊号）

編集企画／山梨大学教授　櫻井　大樹

No. 269　編集企画：
鈴木幹男　琉球大学教授

Monthly Book ENTONI　No. 269

2022年4月15日発行（毎月1回15日発行）
定価は表紙に表示してあります．
Printed in Japan

発行者　末　定　広　光
発行所　株式会社　全日本病院出版会
〒113-0033 東京都文京区本郷3丁目16番4号7階
電話（03）5689-5989　Fax（03）5689-8030
郵便振替口座 00160-9-58753

印刷・製本　三報社印刷株式会社　電話（03）3637-0005
広告取扱店　㈾日本医学広告社　電話（03）5226-2791

2022年　全日本病院出版会　年間購読ご案内

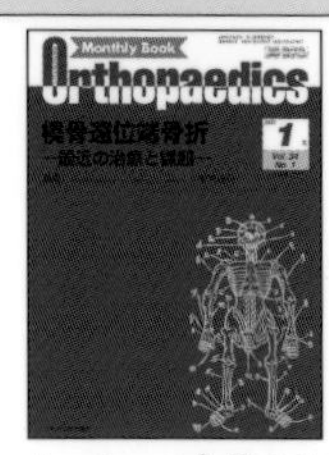

マンスリーブック　**オルソペディクス**
編集主幹
金子和夫/松本守雄
Vol. 35　No. 1～13（月刊）
税込年間購読料　40,920円
（通常号11冊・増大号1冊・増刊号1冊）
2022年特集テーマ――以下続刊
No. 4　女性によくみる手疾患
No. 5　整形外科で使える画像診断の知識と知恵 増大

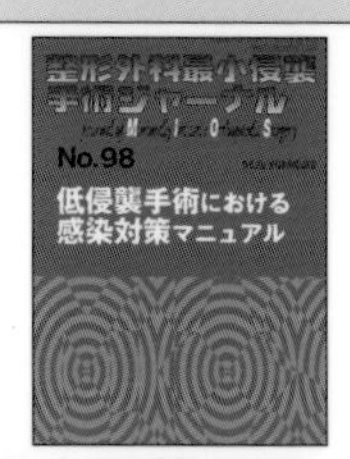

整形外科**最小侵襲手術**ジャーナル
毎号総特集形式の季刊誌。
整形外科領域で行われる
最小侵襲手術手技を中心に、
治療の最新知識とテクニックを
エキスパート陣が分かりやすく解説。
No. 102～105（季刊）
税込年間購読料　14,080円
（通常号4冊：2, 5, 9, 12月発行）
2022年特集テーマ――以下続刊
No. 102　足関節・足部の鏡視下手術 ベーシック&アドバンス
No. 103　中高年に対する膝関節低侵襲治療

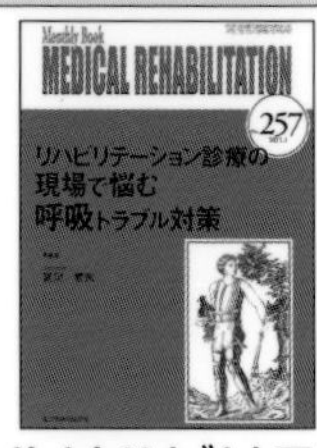

マンスリーブック
メディカルリハビリテーション
編集主幹
宮野佐年/水間正澄
No. 270～282（月刊）
税込年間購読料　40,150円
（通常号11冊・増大号1冊・増刊号1冊）
2022年特集テーマ――以下続刊
No. 273　認知症の人の生活を考える―患者・家族のQOLのために―
No. 274　超高齢化社会に備えたサルコペニア・フレイル対策―2025年を目前として―

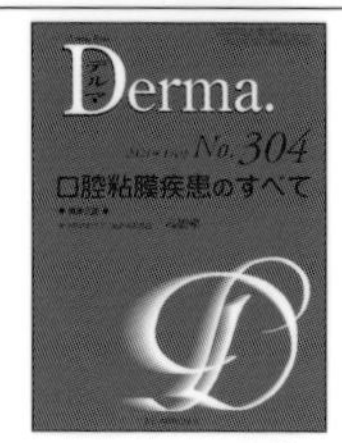

マンスリーブック　**デルマ**
編集主幹
照井　正/大山　学
No. 317～329（月刊）
税込年間購読料　42,130円
（通常号11冊・増大号1冊・増刊号1冊）
2022年特集テーマ――以下続刊
No. 321　イチからはじめる美容皮膚科マニュアル
No. 322　コロナ禍の皮膚科日常診療

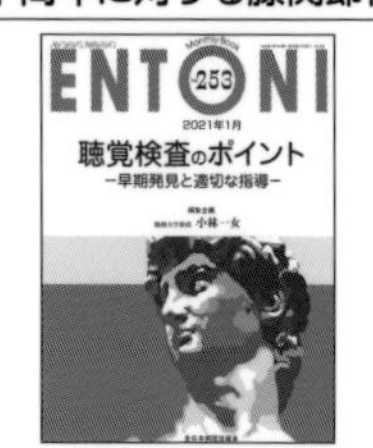

マンスリーブック　**エントーニ**
編集主幹
曾根三千彦/香取幸夫
No. 266～278（月刊）
税込年間購読料　41,470円
（通常号11冊・増大号1冊・増刊号1冊）
2022年特集テーマ――以下続刊
No. 270　耳鼻咽喉科医が知っておきたい薬の知識 増刊
No. 271　子どもの難聴を見逃さない！

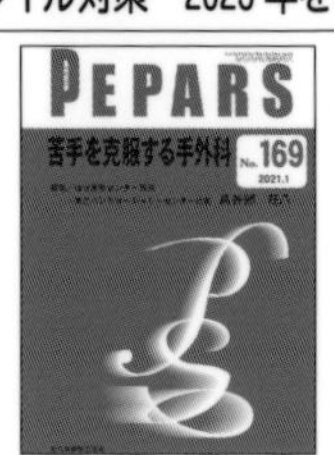

形成外科関連分野の新雑誌　**ペパーズ**
編集主幹
上田晃一/大慈弥裕之/小川　令
No. 181～192（月刊）
税込年間購読料　42,020円
（通常号11冊・増大号1冊）
2022年特集テーマ――以下続刊
No. 184　局所皮弁デザイン―達人の思慮の技―
No. 185　要望別にみる鼻の美容外科の手術戦略

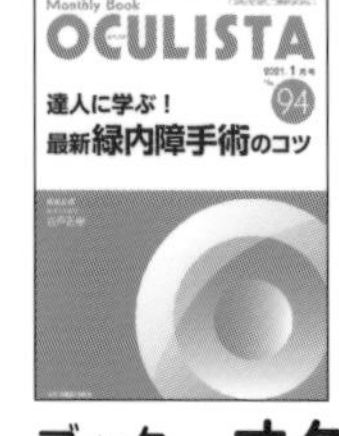

マンスリーブック　**オクリスタ**
編集主幹
村上　晶/高橋　浩/堀　裕一
No. 106～117（月刊）
税込年間購読料　41,800円
（通常号11冊・増大号1冊）
2022年特集テーマ――以下続刊
No. 109　放っておけない眼瞼けいれん―診断と治療のコツ―
No. 110　どう診る？視野異常

年間購読のお客様には送料サービスにて最新号をお手元にお届けいたします。
そのほかバックナンバーもぜひお買い求めください。

♧書籍のご案内♧

◆ここからマスター！
手外科研修レクチャーブック
編/小野真平　定価9,900円(税込) B5判 360頁

◆輝生会がおくる！
リハビリテーションチーム研修テキスト
監/石川　誠　定価3,850円(税込) B5判 218頁

◆**足の総合病院・下北沢病院がおくる！ポケット判 主訴から引く足のプライマリケアマニュアル**
編著/下北沢病院
定価5,800円(税込) A5変型判 318頁

◆明日の足診療シリーズⅡ
足の腫瘍性病変・小児疾患の診かた
監/日本足の外科学会
定価9,900円(税込) B5判 368頁

◆**目もとの上手なエイジング**
著/大慈弥裕之・古山登隆・海野由利子・砂川恵子・青木和香恵
定価2,750円(税込) A5判 150頁

◆症例から学ぶ　**膝周囲骨切り術ピットフォール―陥らないために！抜け出すために！―**
編/竹内良平　定価5,940円(税込) B5判 150頁

◆カラーアトラス
爪の診療実践ガイド 改訂第2版
編/安木良博・田村敦志
定価7,920円(税込) B5判 274頁

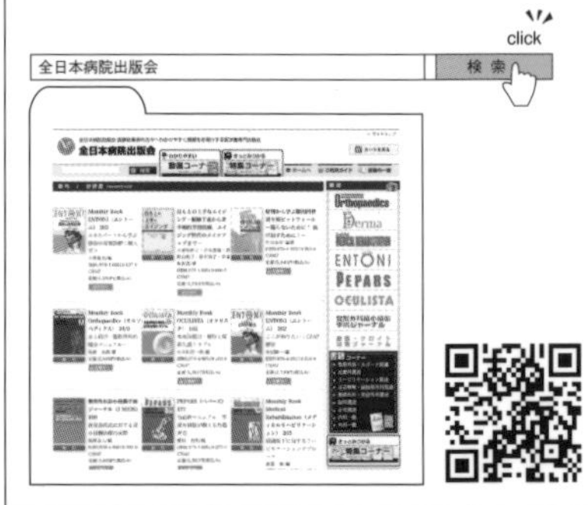

全日本病院出版会
〒113-0033 東京都文京区本郷3-16-4
TEL：03-5689-5989　FAX：03-5689-8030
www.zenniti.com

ISBN978-4-86519-563-7 C3047 ¥2500E

定価2,750円（本体2,500円＋税）

Monthly Book ENTONI No.269
2022年4月15日発行（毎月1回15日発行）
全日本病院出版会
東京都文京区本郷3-16-4
電話 03(5689)5989